W0275238

Aerztliche Erfahrungen

über die

Malaria der Tropen-Länder.

Aerztliche Erfahrungen

über die

Malaria der Tropen-Länder.

Gesammelt

von

Dr. Ludwig Martin,

k. bayer. Hofrath und approb. Arzt für Deutschland und Niederländisch-Indien.

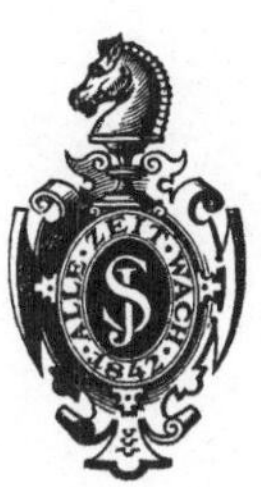

Springer-Verlag Berlin Heidelberg GmbH 1889

ISBN 978-3-662-39332-1 ISBN 978-3-662-40373-0 (eBook)
DOI 10.1007/978-3-662-40373-0

VORWORT.

Gestützt auf eine siebenjährige, ausgedehnte ärztliche Praxis auf Sumatra habe ich mir im Nachstehenden erlaubt, eine kurze Schilderung der Malaria zu geben, soweit ich diese Infectionskrankheit von meinem Aufenthaltsorte aus beobachten konnte. Ihre Bekämpfung war es, welche mich in meinem Wirkungskreise fast ausschliesslich beschäftigte, da an dieser noch so wenig gewürdigten, aber doch so grosse Verheerungen anrichtenden Krankheit sicher 80—90 Procent aller meiner Patienten zu leiden hatten, welche sich aus der stattlichen Zahl von 100 Europäern, 4—5000 Chinesen und 1—2000 Tamils, Javanen und Malaien recrutirten. Ich habe diese Schilderung an der Hand meiner Erfahrungen, Aufzeichnungen und Erinnerungen mit Benützung der neuesten Arbeiten über diesen Gegenstand niedergeschrieben, will aber damit keinerlei Anspruch auf eine erschöpfende Behandlung dieses Thema's machen. Vielmehr gehe ich dabei von dem Gedanken aus, dass bei der verhältnissmässig noch geringen Kenntniss, welche wir von dieser zur Zeit sicher die meisten Opfer fordernden Infectionskrankheit besitzen, jeder Beitrag von den Interessenten gerne aufgenommen wird, aus welchem Theile der Erde er auch immer kommen mag. Ausserdem möchte ich meine, oft nur unter Schaden und mühsam zu einer Zeit, in der mir weder ältere Autoritäten noch auch Literatur zur Seite stand, gewonnenen Erfahrungen gerne auch Anderen zugänglich machen, welche gleich mir gesonnen sind, als Ärzte oder Reisende tropische Gegenden zu besuchen und dort zu verweilen. Endlich aber wäre es mein ganz besonderer Wunsch, mit der Wiedergabe meiner Eindrücke allen jenen Persönlichkeiten einen wesentlichen Dienst zu leisten, welche zur Zeit die Colonisations-Bestrebungen des Deutschen Reiches veranlassen, ihren Aufenthalt in Ost- oder Westafrika wie in Neu-Guinea oder Polynesien zu nehmen.

München, im September 1889.

Dr. Ludwig Martin.

In Folge der politischen Entwickelung der deutschen Nation, besonders aber in Folge der kolonialen Bestrebungen der jüngsten Zeit wird die Malaria ein Factor werden, mit dem unsere Regierung, Marine- wie Heeresverwaltung, zu rechnen haben dürfte. Trotzdem aber ist ihr weder in Deutschland noch auch in Oesterreich-Ungarn und Russland — welche beiden Länder doch ständig unter dieser Infectionskrankheit zu leiden haben — bis jetzt ein besonderes Interesse zugewendet worden und es ist, wie Werner (Narwa)[1]) sagt, schwer begreiflich, warum z. B. für die Erforschung der auf die Lyssa bezüglichen Fragen soviel Interesse und Enthusiasmus bis zum Institutsbaue verwendet wurde, während für Malaria-Forschungen noch so gut wie gar Nichts geschehen ist, wenn man die verschwindend kleine Zahl der von Lyssa Befallenen mit den Hekatomben vergleicht, welche die Malaria fortwährend fordert.[2]) Eine Ausnahme hat nur Italien gemacht, in welchem Lande allerdings die Malaria vor den Thoren der Landeshauptstadt selbst lauert. Von dort kamen uns nämlich die ersten Nachrichten über genauere Forschungen nach der Ursache der Infection zu und haben die dort gemachten

---

[1]) „Beobachtungen über Malaria" von Dr. P. Werner (Narwa). Berlin, 1887.

[2]) Nach dem Berichte der Gesundheits-Commission der indischen Regierung für das Jahr 1885 treffen 17,18 Procent der dortigen Gesammtsterblichkeit auf Malaria, während nur 1,95 Procent auf Cholera und 0,408 Procent auf Pocken entfallen.

Entdeckungen (Celli, Marchiafava) wie deren Bestätigung und Vermehrung von französischer (Laveran) wie amerikanischer Seite (Councilmann) das allgemeine Interesse für die Malaria-Infection sowohl in Laien- als auch Aerztekreisen gehoben.

Der diesen Entdeckungen entsprechende Stand unserer heutigen Kenntniss von dem Erreger der Malaria-Infection ist ungefähr der folgende. Es handelt sich hiebei nicht um einen Bacillus (Klebs, Tommasi-Crudeli, Schiavuzzi), sondern um kleinste Gebilde, welche an Amöben, die niedersten Lebewesen, erinnern und sich in die rothen Blutkörperchen einnisten, dort leben, sich bewegen und durch Theilung fortpflanzen. Endzweck dieser Gebilde, „Plasmodien“ bezeichnet, ist die Zerstörung der rothen Blutzelle unter Bildung eines schwarzen Pigmentes, des Melanin, als Stoffwechselproductes aus dem Haemoglobin der durch die Lebensthätigkeit der amöbenartigen Blutparasiten zerstörten rothen Blutzellen. Neueste Forschungen (Sacharoff, Golgi) scheinen zu ergeben, dass das „Plasmodium Malariae“ bei den verschiedenen klinischen Arten der Malaria-Infection verschiedene biologische Formen zeigt, wodurch sogar eine Differentialdiagnose aus der mikroskopischen Untersuchung der Parasiten möglich werden soll. Dieser Umstand sowie der weitere, dass die durch die Malaria - Infection entstehenden Affectionen in den verschiedenen Ländern und Erdtheilen grosse Verschiedenheiten zeigen — man denke nur an die zahlreich beschriebenen Fieber mit Ortsbezeichnungen —, machen es erwünscht, eine nähere Kenntniss der Malaria aus verschiedenen Gebieten zu gewinnen. Desshalb will ich es im Folgenden versuchen, meine während einer siebenjährigen ärztlichen Thätigkeit in einem exquisiten Malaria-Lande gewonnenen Erfahrungen hier niederzulegen. Meine Absicht geht dabei dahin, einerseits das Auftreten der Malaria-Infection an der bezeichneten Oertlichkeit im Allgemeinen zu schildern, andererseits gewisse bereits bekannte oder wahrscheinliche Thatsachen zu bestätigen sowie schliesslich noch auf einige, in der Literatur nicht genügend gewürdigte, vielleicht sogar noch unbekannte Localisationen der Malaria-Infection aufmerksam zu machen.

Mein Beobachtungsterrain, das Sultanat Deli, liegt an der Nordost-Küste von Sumatra, südlich von Atscheh, beiläufig 3,5° nördlich vom Aequator, an der Westseite der Strasse von Malakka und gegenüber der englischen Colonie „Straits Settlements" mit den beiden grossen Städten Singapore und Penang. Das Land steht unter einem malaischen Sultan, der seinerseits in ein sogenanntes Protectoratsverhältniss zu Holland gestellt ist. Die Küste wird überall von dichten Mangrove-Wäldern beziehungsweise Sümpfen gebildet, in welchen sich die vielen Flüsse des Landes reichliche Mündungsdeltas formen. Das der Küste vorliegende, hauptsächlich zum Zwecke der Tabakcultur bewohnte Flachland ist vollständig alluvial, von zahlreichen, meist tief einschneidenden Wasserläufen unterbrochen. Auf diese Ebene folgen gegen das Centralgebirge von Sumatra (Barissan) sanftansteigende Vorberge und kleinere, noch mit jungfräulichem Walde bedeckte Plateaus, zwischen welchen in den durch die Höhen bedingten Thälern sich sehr viele Sümpfe gebildet haben. Die hier unter starken Humuslagen bei Bearbeitung zu Tage tretenden Gesteine besitzen vulkanische Zusammensetzung. Die Durchschnittstemperatur beträgt im Alluvialgebiete 22—23° R., mit 28 und 18° R. Maximum und Minimum. Häufige und überaus ergiebige Regen, welche mit Ausnahme weniger Monate das ganze Jahr hindurch fallen, bewirken eine durchschnittliche Luftfeuchtigkeit von 838 und eine entsprechend üppige, fortwährend grosse Mengen von pflanzlichem Detritus liefernde Vegetation. Es handelt sich also in der erwähnten Oertlichkeit um ein allen Voraussetzungen für ein gefährliches Malaria-Gebiet entsprechendes Land, in welchem auch die klimatischen Bedingungen zur Entwickelung des Malaria-Giftes in hervorragender Weise gegeben sind. Die Regenmaxima liegen näher den Bergen, während die vielen Flüsse mit ihrer erstaunlichen Menge Regenwassers, das sie fast stets der Küste zuführen, dort, wo Regen zu gewissen Zeiten seltener fällt, ein Austrocknen der Sümpfe verhindern. Die im Lande allein betriebene Tabakcultur bringt es mit sich, dass jedes Jahr neues Land dem Urwalde abgewonnen wird, welches für 2—3 Jahre einer intensiven, mit guter Entwässerung verbundenen Cultur unterliegt, um dann für mindestens 8—10 Jahre ohne alle Bearbeitung zu bleiben. Selbstverständlich werden in Folge hievon alle früheren Drainagen unwegsam und kommt es zu reichlicher Sumpfbildung. Es bestätigt dieses, durch die Eigenthümlichkeit der Tabakcultur bedingte, besondere Verhalten der Bodenbearbeitung einen lange bekannten, von Aschenfeldt also ausgedrückten Grundsatz: „nur die grösste Wildniss oder vollkommene Cultur schützen eine Gegend vor Malaria", und in der That kamen in Deli zu Beginn der Tabakcultur in den 70er Jahren, als verhältnissmässig nur kleine Strecken urbar gemacht waren, wenig Malaria-Affectionen und diese nur von leichter Natur vor. Mit der Zunahme des Tabakbaues und dem dadurch bedingten Liegenbleiben grosser, früher bebauter Landstrecken, in welchen sich die Entwässerungsanlagen durch die fabelhaft üppige Vegetation rasch verstopften und so zur Sumpfbildung Anlass gaben, trat Deli in die Reihe jener Länder, in welchen jede, selbst die schwerste Form von Malaria zu beobachten ist. Ein specieller, mir noch gut erinnerlicher Fall mag hiefür als Beweis dienen.

Die Tabakplantage „Klambir limah" einer holländischen Compagnie wurde im Jahre 1884 nach ungefähr siebenjähriger Bearbeitung wegen ungenügenden Erträgnisses geschlossen. Das grosse Areal der Plantage, zu dessen Entwässerung zahlreiche tiefe Gräben erforderlich waren, blieb drei Jahre lang unberührt liegen, bis im Jahre 1887 die Compagnie wegen der ungemein günstigen Preise für Tabak auch diese Plantage wieder zu eröffnen beschloss. Alle Gräben zeigten sich völlig unwegsam, mussten mit grosser Mühe gereinigt werden und hatten sich an vielen Stellen, von den verstopften Gräben ausgehend, Sümpfe gebildet. Während ich in den Jahren des ersten Bestehens nur wenig auf dieser Plantage ärztlich beschäftigt war und besondere Malaria-Affectionen mir von dort nicht erinnerlich sind, musste ich sofort nach Eröffnung der Plantage dieselbe 3—4 Mal wöchentlich besuchen. Innerhalb etwa dreier Monate starben von den 200 chinesischen Arbeitern, mit welchen die Eröffnung eingeleitet worden war, mehr als 80 an den schwersten und acutesten Formen der Malaria. Aber nicht nur die Chinesen, sondern auch die gegen Malaria ungleich widerstandsfähigeren Arbeiter malaiischer Race lieferten viele Patienten in mein Hospital.

Wie oben gesagt, hatten alle in Deli thätigen Aerzte seit Beginn der 80er Jahre Gelegenheit, schwere Formen von Malaria zu beobachten — ein Verhältniss, welches eine noch auffallendere Steigerung dann erfuhr, als das Terrain der der Küste vorliegenden Ebene aufgebraucht war und die Pflanzer in den der centralen Gebirgskette vorgelagerten Vorbergen mit ihren sumpfigen Thälern Plantagen eröffneten. Da diese neuen Unternehmungen beträchtlich höher über dem Meeresspiegel lagen als die Küstengegend und die auf Selbe folgende alluviale Ebene, so hegte man allgemein die Hoffnung, auf diesen höher liegenden Oertlichkeiten mit messbar geringerer Durchschnittstemperatur auch eine geringere Morbidität und Mortalität der Malaria bei den verwendeten Arbeitern zu erhalten — allein gerade das Gegentheil trat ein!

Auf der längere Zeit von mir ärztlich besorgten Plantage Kotta lembaroe der Deli-Compagnie, welche hoch, nahe der Grenze des unabhängigen Battak-Gebietes gelegen ist, befanden sich unter den 300 dort aufgenommenen Arbeitern kaum 50 völlig gesunde Leute; alle Anderen litten an acuten Malaria-Affectionen oder an mehr oder minder hochgradig entwickelter Malaria-Kachexie. Der europäische Administrateur der Unternehmung musste Deli verlassen, um in Europa Heilung zu suchen, wie denn auch Keiner der übrigen dort angestellten Europäer von Malaria verschont blieb. — Die Firma P. u. G. musste ihre, ungefähr in gleicher Höhe wie Kotta lembaroe eröffnete Plantage Lapoentoe nach einjährigem Betriebe im kleinen Massstabe unter Verlust von 60 durch Malaria mit Tod abgegangenen Arbeitern wieder schliessen und waren ähnliche Verhältnisse auf allen hochgelegenen Pflanzungen zu beobachten.

Diese Erfahrungsthatsache lässt sich nur durch das Zusammenwirken verschiedener Factoren erklären. Nicht das Ausrotten des Urwaldes und das Umarbeiten des jungfräulichen Bodens allein tragen an diesen wider Erwartung eingetretenen schlechten Ergebnissen die Schuld, wenn auch diese beiden Vornahmen stets eine Steigerung der Morbidität hervorrufen —

eine Erfahrung, von welcher zahlreiche Beobachter aus allen Theilen der Welt zu berichten wissen. Auch die oft ungenügende Qualität, in seltenen Fällen selbst Quantität der Lebensmittel auf neueröffneten, guter Verbindungen noch ermangelnden Plantagen darf, obwohl sicher mitwirkend, doch nicht als Hauptfactor angesehen werden, sondern liegt hier noch ein anderer Umstand vor, der, bedingt durch die Oertlichkeit, meiner Meinung nach die grösste Schuld an den vielen Erkrankungen trägt. Es mussten nämlich die Wohnungen der Arbeiter und Aufseher stets an den Abhängen der Hügel oder in den sumpfigen Thälern angelegt werden, theils des auf den Höhen herrschenden, zu starken Windes halber, theils weil die Höhen keine genügenden Flächen zum Hausbaue darboten. Die Folge hievon war, dass jedes Wohnhaus bei irgend einer Windrichtung den über in geringer Nähe befindliches höher gelegenes Land hinwegstreichenden Luftzug empfangen musste, und scheint hierin die erste Ursache der vielen Malaria-Infectionen auf diesen hochgelegenen Pflanzungen zu liegen. In der That erwies sich mir auch während der sieben Jahre meines Aufenthaltes in Deli kein Haus frei von Malaria, das unter dem Niveau des umliegenden Terrains lag, vielmehr erkrankten meist alle Inwohner solcher Gebäude.

Das Haus des Herrn H., Tabakassistenten auf der Plantage Rimboen, lag am rechten Rande eines tiefeingeschnittenen Flussthales, dessen linker Rand bedeutend höher war, so dass das nur 3' über dem Boden erbaute Haus unter das Niveau dieses linken Thalrandes zu liegen kam. Sämmtliche Insassen litten zu der Zeit, in welcher die Windrichtung von dem westlich gelegenen höheren linken Rande her vorherrschend war, an mehr oder minder ernsten Malaria-Affectionen. Dieses nur ein Beispiel aus vielen einschlägigen Beobachtungen!

Sowohl die an der Küste Sumatra's lebenden Malaien als auch die Eingeborenen des Inneren dieser Insel (Battaks) bauen ihre Wohnhäuser stets ähnlich den alten Pfahlbauten, d. h. die Flur des Hauses ruht auf mindestens 1,5—2 m über den Boden ragenden Baumstämmen, so dass unter der Flur ein freier Raum bleibt, welcher der Luft zur Genüge den Durchzug gestattet. Man hört vielfach, diese Eigenthümlichkeit des Hausbaues der Eingeborenen beruhe auf der Sorge, sich vor den häufigen, oft ganz plötzlich eintretenden Hochwässern zu schützen. Dieser Annahme widerspricht jedoch die Thatsache, dass die Eingeborenen, auch wenn sie auf hochgelegenen, niemals von einem Hochwasser betroffenen Plätzen sich Häuser bauen, stets bei ihrem Systeme bleiben, und scheint mir der Grund für diese Bauweise in der durch Schaden gewonnenen Erfahrung zu liegen, dass direct auf dem Boden stehende Gebäude häufig von Erkrankungen heimgesucht werden. Die Europäer in Deli folgen mit Nutzen dieser Gewohnheit der Eingeborenen und legen die Flur ihrer Heimstätten, wenn möglich, noch höher als Letztere, wenigstens 2—3 m über den Boden. Vielfach war ich in der Lage, mich zu überzeugen, dass die Zahl der Malaria-Erkrankungen in einem Hause im umgekehrten Verhältnisse stand zu der Erhebung der Flur über den Boden.[1])

Eine weitere, von den Eingeborenen auf die Europäer übergegangene, bei Gelegenheit des Hausbaues stets zu beobachtende und auch beobachtete Gewohnheit ist die, um den ganzen Complex des Gebäudes einen 3—4′ tiefen Graben mit Abfluss nach dem nächsten Wasserlaufe zu legen, wodurch einerseits das unter dem Hause befindliche Terrain absolut trocken gelegt und andererseits das bei den ergibigen tropischen Regen in Menge von den Dächern abfliessende Regenwasser rasch abgeführt wird. Im Laufe der Zeit verflachen sich diese Gräben theils durch Abbröckelung ihrer Ränder, theils durch Aufschwemmung von Erde; solange sie jedoch genügend ziehen d. h. für raschen Ablauf des Wassers sorgen, sind sie ein Noli

[1]) In einem „Die gesundheitsschädlichen Einflüsse des Tropenklima's und deren Bekämpfung" überschriebenen Feuilleton der „Frankfurter Zeitung", 1889, No. 234, wird der einsichtsvolle Rath gegeben, die Wohngebäude entweder nach Art der vorgeschichtlichen Pfahlbauten auf einem nicht zu niedrigen Balkengerüste oder auf Backsteinpfeilern zu errichten, welche es ermöglichen, dass die Luftströmungen unter dem luftdicht abzuschliessenden Boden des Hauses hindurchstreifen.

me tangere, da jedes Umwühlen ihrer stets feuchten Erde mit der bei erneuerter Austiefung nöthigen Auflagerung des Grabengrundes am Grabenrande und der dann durch die Winde erfolgenden Austrocknung dieser stets organischen Detritus haltenden Erde zu mehr oder minder heftigen Erkrankungen an Malaria von Seite der Bewohner des betreffenden Hauses Anlass gibt. Je höher sich dann das Haus über dem Boden befindet, desto geringer die Gefahr, die sich jedoch steigert, wenn das Gebäude nur wenig über das Niveau der aus dem Graben hervorgeholten und am Grabenrande angehäuften Erde sich erhebt.

In dem nur 2' über dem Boden befindlichen Haüse des Herrn O. wurden die noch ziehenden, auf die Tiefe von etwa 0,5' verflachten Gräben neu ausgetieft, so dass die aus dem Graben aufgeworfene Erde ungefähr das Niveau des Hauses erreichte. Bereits am gleichen Tage erkrankte Herr O. an regelrechter Quotidiana und seine ebenfalls das Haus bewohnende Haushälterin an Darm-Malaria.

Anschliessend an Vorstehendes wären hier noch einige weitere, auf die Pathogenese der Malaria bezügliche Erfahrungen zu erwähnen, welche schon früher gemachte Wahrnehmungen bestätigen. Obwohl die directe Bearbeitung der Erde, sei es mit der Hacke oder dem Pfluge, von allen Autoren als gefährlich beschrieben wird und sicher die meisten Infectionen der Arbeiter auf Pflanzungen, bei dem Baue von Eisenbahnen u. dgl. m. gerade während und durch ihre Beschäftigung auf dem Wege der Einathmung erfolgen und nicht immer auf ihre allerdings recht oft ungünstig gelegenen, häufig nur provisorischen Schlafräume zu schieben sind: so mangeln doch in der Literatur besonders angeführte hiefür beweisende Fälle. Ein solcher mir zu Gebote stehender überaus schlagender Fall ist der folgende:

Ein junger, völlig gesunder Europäer, Herr S., findet im Walde einen schönen Baumfarren, welchen er in den vor seinem Hause befindlichen Garten überzupflanzen beschliesst. Weil die herbeigeholten Arbeiter bei dem Ausgraben der Pflanze nicht mit genügender Schonung der Wurzeln vorgehen, ergreift er selbst die Hacke und beendigt im jugendlichen Eifer in etwa einer Stunde die ganze Arbeit allein. Schon am selben Abende — das Ausgraben hatte Mittags zwei Uhr Statt gefunden — erkrankte Herr S. an einer sehr schweren Remittens mit excessiv hohen Temperaturen. Zwei mit ihm das gleiche Haus bewohnende und auf gleichem Terrain die gleiche Lebensstellung einnehmende andere Europäer waren und blieben gesund.

Verschiedene Autoren geben an, dass besonders jener Theil der Küste der Platz gefährlicher Infectionen sei, an welchem in den Fluss-Delta's und Sümpfen sogenanntes Brackwasser — eine Mischung von süssem Fluss- und salzhaltigem Meerwasser — sich befinde, weil dort fortwährend je nach dem Wechsel von Ebbe und Fluth entweder die von den Flüssen herbeigeführten, der Süsswasser-Region angehörigen Pflanzen oder die von der Fluth angeschwemmten, in salzhaltigem Wasser lebenden Gewächse zu Grunde gingen. Man vergisst aber dabei, dass gerade diese Region des Brackwassers eine den Botanikern wohlbekannte eigene Flora besitzt, welche trotz dem ständigen Wechsel von Süss- und Salzwasser dennoch üppige Entwickelung und Leben zeigt und sicher für die rasche Ausnützung der angeführten Pflanzenreste Sorge trägt. Die Grenze dieser Flora ist eine sehr bestimmte und darf man sicher sein, dass da, wo sie landeinwärts aufhört, durch die Fluth Seewasser nicht mehr hingelangt und umgekehrt. Dennoch sind mir viele Fälle erinnerlich, in denen nur kurze Besuche dieser Region des Brackwassers zu schwereren und schwersten Malaria-Erkrankungen (Remittens) Anlass gaben. Es scheint sich hier nicht um vermehrten pflanzlichen Detritus zu handeln, der ja auch ausserhalb der Brackwasser-Region in ebenso grosser Menge vorkommt, sondern besitzt, wie auch von anderer Seite schon beobachtet wurde[1]), die in Salzwasser-Sümpfen gebildete Malaria einen viel bösartigeren Charakter, der sich durch Erkranken an schweren Formen wie durch erhöhte Mortalität äussert. Nach van der Burg[2]) ist die allgemeine Sterblichkeit in der Niederländisch-Indischen Armee an Küstenplätzen bei europäischen Soldaten $1^1/_2$ Mal und bei eingeborenen Truppen 2 Mal grösser als an sogenannten

[1]) „Conférences médicales sur la Malaria", tenues par J. E. Mavrogény Pascha. Paris, 1887, pg. 14.

[2]) „De Geneesheer in Nederlandisch Indie" door Dr. C. L. van der Burg. Haag, 1884, I. Bd. pag. 276.

Binnenplätzen, an welchen die Fluth des Meeres nicht mehr zur Geltung kommt. An dieser erhöhten allgemeinen Sterblichkeit trägt aber in erster Linie die bösartige Malaria der Küstenplätze die Schuld, was auch van der Burg zu betonen nicht verabsäumt.

Bezüglich des Verhältnisses der Disposition der verschiedenen Racen und Völkerstämme zur Malaria konnte ich Nachstehendes constatiren. Ausser Europäern wandern in Deli auch Chinesen in grosser Zahl ein, welche jedoch, meist aus Süd-China stammend, gleichfalls aus einem sehr gefährlichen Malaria-Gebiete (Hirsch) kommen, geradeso wie die aus Madras stammenden, hauptsächlich zur Ausführung der schwersten Erdarbeiten importirten Tamils. Der eingeborenen malaischen Bevölkerung gleichzustellen sind zahlreiche Einwanderer javanischer Nation aus Java wie solche malaiischer Nation aus Bandjermasin auf Borneo. Im Allgemeinen drängt sich die Erfahrung auf, dass die Europäer wohl am Meisten von Malaria ergriffen werden und dass bei ihnen die schweren acuten Formen vorwiegen; ihnen folgen die Chinesen, nach diesen kommen die Malaien und denselben Gleichgestellte, während die Tamils jenes günstige Verhältniss zeigen, welches an die von vielen Autoren bestätigte Immunität der Afrikaner erinnert, die auch in Niederländisch-Indien an den aus Afrika importirten Neger-Bataillonen sich bewährt hat. (Vgl. van der Burg l. c.) Unter den Europäern müssen die frisch aus Europa Angekommenen von den schon länger im Lande Lebenden, den sogenannten Akklimatisirten, abgeschieden werden. Erstere neigen in erhöhtem Grade den schweren acuten Formen zu, während Letztere mehr der Kachexie und den chronischen Affectionen zum Opfer werden. Europäer, welche längere Zeit im Lande gelebt haben, ohne jemals an Malaria zu erkranken, und dann aus irgend welchen Gründen eine Reise nach Europa machten, erkranken nach ihrer Rückkehr weit leichter an Malaria und handelt es sich hiebei um verlorene oder insufficient gewordene Immunität. Desshalb hat sich in letzterer Zeit unter den Europäern eine gewisse Abneigung gegen zu frühzeitige Reisen nach Europa geltend gemacht und warten dieselben oft lieber so lange, bis ihnen finanziell eine dauernde Heimkehr möglich wird. Häufig machte ich auch die Beobachtung, dass Europäer, welche längere Zeit im Lande gelebt und keinerlei acute Malaria-Erkrankung, höchstens nur das manches Mal unsichere Bild der primären Kachexie gezeigt hatten, erst bei ihrer Ankunft an einem malariafreien Orte (oft Europa) von acuten Affectionen heimgesucht wurden. Es wird dieses eigenthümliche Verhalten als „latente Malaria-Infection" von verschiedenen Seiten (van der Burg, Jürgensen, Mavrogény Pascha) beschrieben. Aehnliche, aber anders zu deutende Beobachtungen stammen von de Freitag und van der Elst (Batavia, Soerabaya), welche Beide der Meinung sind, dass bei Fällen von sogenannter „latenter" Malaria durch eine stattgehabte Erkrankung solcher Art im Körper bis jetzt allerdings noch unbekannte Veränderungen entstehen und bestehen bleiben, welche bei ganz geringfügigen Veranlassungen, wie Verkältung oder Indigestion, einen neuen Ausbruch der Krankheit zu veranlassen vermögen. Doch kann es sich meiner Meinung nach in den Fällen von de Freytag und van der Elst nur um Recidive handeln, über welche selbst sowie über deren enorme Häufigkeit weiter unten gesprochen werden soll. Ein hieher gehöriger Fall ist folgender:

Herr W., in Indien geboren, aber in Europa erzogen, war während seines Aufenthaltes von 1872—1886 in Indien stets völlig gesund. Im November 1886 kehrte er nach Europa zurück, wo er kurz nach seiner Ankunft von einer sehr hartnäckigen Intermittens ergriffen wurde, welche trotz genügenden Chiningebrauches doch mehrmals während seines Aufenthaltes in Europa recidivirte.

Merkwürdige Beobachtungen über die Latenz der Malaria-Infection verdanken wir auch Braune[1]), der bei einer grösseren Anzahl von Personen, welche im vorhergegangenen Sommer das Seebad Borkum besucht hatten, im nächsten Frühjahre an einem vollständig malariafreien Orte Ausbrüche von Intermittens

[1]) Archiv der Heilkunde, Bd. I S. 68.

beobachtete, wobei sich eine Latenz der Infection von sechs Monaten bis nahezu einem Jahre ergab. Auch die sogenannten Nachepidemieen betreffen sicher nur sich häufende Recidive oder latente Infectionen[2]).

Der Typus der Intermittens, welcher Europäer zumeist befiel, war die Quotidiana, häufig verwischt und sich der Remittens nähernd. Die Morbidität war meiner Erfahrung nach eine enorm hohe, sicher nahe an 100 Procent reichend, da mir nur höchst selten ein absolut immun gebliebener Europäer vorkam, mit Ausnahme natürlich Jener, welche nur kurze Zeiträume, d. h. unter einem Jahre, an der Nordostküste von Sumatra verweilten. Diese hohe Zahl darf umsomehr Wunder nehmen, da die Europäer, was Wohnung und Ernährung betrifft, in Deli unter den günstigsten Verhältnissen leben. Dagegen darf der unter denselben so häufige Alkoholmissbrauch als ein begünstigendes Moment für die Infection angesehen werden.

Die aus Süd-China stammenden Chinesen müssen, wie die Europäer, ebenso streng in frisch Angekommene und Akklimatisirte geschieden werden. Erstere, «Synkehs» genannt, haben bei ihrer Ankunft die in ihrer Heimat sicher erlangte oder angeborene Immunität verloren und erkranken häufig an schweren, ja selbst schwersten Formen, wozu deren im Umhacken der Erde und im Pflanzen von Tabak bestehende Thätigkeit, deren schlechte Ernährung aus Sparsamkeitsrücksichten sowie deren erbärmliche Wohnungen, auf der Erde mit nur wenig, beiläufig nur 3' über die Erde erhobenen Schlafstätten, sehr viel beitragen. Die grösste und humanste von den in Deli den Tabakbau betreibenden Gesellschaften, die Deli-Compagnie, hat während der letzten Jahre auch ihren chinesischen Arbeitern Häuser mit 10—12' über dem Boden gelegenen Fluren gegeben und des damit erzielten guten Erfolges wegen auch die Mehrkosten des Baues gerne getragen. Uebrigens gewinnen die Synkehs ihre

[2]) Siehe Ritter in R. Virchow's Archiv, Bd. 50 S. 164.

Immunität rasch wieder und akklimatisiren also viel leichter als Europäer. Nach einem Jahre Aufenthaltes auf den Tabakplantagen heissen sie «Lawkehs» und sind dann zu schwereren Malaria-Erkrankungen nur wenig mehr disponirt, trotz Fortbestehens der ungünstigen Wohnhäuser, indess bei bedeutend besserer Ernährung in Folge des durch ihre Arbeit erlangten erhöhten Geldverdienstes. Synkehs werden in der Regel von perniciöser Intermittens und Remittens befallen, während ich unter Lawkehs häufig Quartana beobachtet habe.

Obwohl die Malaien und die ihnen gleich zu stellenden Javaner wie die Malaien aus Bandjermasin als Söhne des Landes eine angeborene und erlangte Immunität in gewissem Grade besitzen, erkranken sie doch ebenfalls häufig an Malaria, aber vorwiegend nur an den leichteren Formen. Nicht selten habe ich bei ihnen Tertiana gesehen. Unter solchen Javanern jedoch, welche häufig, durch kümmerliche Ernährungsverhältnisse gezwungen, ihr Vaterland verlassen, kommen auch schwerere Erkrankungen zur Beobachtung. Wie in ihrer Heimat, so bauen sie auch auf Sumatra ihre Wohnungen auf die Erde, im Gegensatze zu den Malaien, welche, wie bereits oben erwähnt wurde, in hohen und auf Pfählen ruhenden Häusern leben. Dieser Umstand namentlich sowie die Anfangs bei geringem Verdienste nur ungenügende Ernährung tragen wohl die Schuld an deren schweren Erkrankungen.

Bei Weitem die geringste Disposition für Malaria zeigen die von der Coromandelküste (Madras) theils importirten, theils häufig spontan einwandernden Tamils. Bei ihnen scheint aus noch unbekannten Gründen ein Verlust der Immunität nicht vorzukommen. Trotzdem sie die schwersten Erdarbeiten (Wegbauten, Anlage von Entwässerungsgräben) leisten und dabei nicht selten wochenlang während ihrer täglich zehnstündigen Arbeit in stinkendem Wasser stehen, liefern sie nur wenige Malaria-Kranke in die Spitäler. Aus einer englischen Kronkolonie stammend sind sie fast ausnahmelos starke Liebhaber von Spirituosen jeder Art und haben sowohl Arbeitgeber als auch Aerzte die Erfahrung gemacht, dass täglich gewährte, mässige Gaben von Alkohol, besonders während der Arbeiten in Sümpfen oder Gräben, diese Leute noch widerstandsfähiger gegen Malaria machen. Quartana war jene Form von Intermittens, welche, wenn diess überhaupt je der Fall war, zumeist bei Tamils zur Behandlung kam.

Zu erwähnen wäre noch, dass die aus den zahlreichen Ehen zwischen Europäern und Eingeborenen hervorgegangenen Mischlinge, welche ein bedeutendes Element der dortigen Gesellschaft bilden, sich in Bezug auf Erkrankung an Malaria mehr den unter Europäern herrschenden Verhältnissen nähern. Ich erinnere mich mehrerer Fälle, in denen solche Mischlinge, obwohl sie Europa noch mit keinem Fusse betreten hatten, doch dorthin gesendet werden mussten, um definitive Heilung von ihrer Malaria zu finden.

Was nun, abgesehen von Race und Stamm, die Empfänglichkeit des Einzelindividuums für die Malaria betrifft, so haben sich mir folgende Erfahrungen aufgedrängt. Eine sogenannte starke Constitution (gesunde Organe, kräftige Muskulatur, normale Blutbeschaffenheit, Mangel einer Diathese) bietet der Malaria bedeutend mehr Widerstand als eine schwache und sieht man kräftige junge Männer oft durch mehrere Jahre jeder Infection trotzen. Kommt es aber dennoch zu einer Solchen, dann werden die Starken mehr von acuten und schweren Formen der Infection heimgesucht, während bei den Schwachen nur die chronischen, zur Kachexie führenden Affectionen sich geltend machen. Alter wie Geschlecht bieten für sich keine grossen Unterschiede. — Der oft noch vorkommenden Ansicht, dass Schwangere immun gegen Malaria seien, muss ich entschieden widersprechen und äussert sich auch Mavrogény Pascha im gleichen Sinne. — Kinder erkranken selbst im zartesten Alter leicht wie häufig und zwar stets in ernstlicher Weise. De Freytag und van der Elst beobachteten während der Jahre 1873 und 1878 in Atschin, nicht weit nördlich von Deli gelegen, bei allen Neugeborenen eine angeborene Malaria-Kachexie, welcher dieselben meist in den ersten Lebensmonaten erlagen. Nach van der Burg soll das Greisenalter weniger zu Malaria disponiren, eine Erfahrung, welche ich zu bestätigen vermag, dabei aber die Bemerkung nicht unterdrücken möchte, dass bei der grossen Häufigkeit von Malaria eben nur ganz besonders starke und immune Individuen das Greisenalter erreichen; wären dieselben überhaupt für Malaria fassbar gewesen, so würden sie wohl nie in das Greisenalter gekommen sein. Am Meisten erkranken natürlich Männer und Frauen in der Blüthe ihrer Jahre bis zum mittleren Alter, weil sie eben in dieser Lebensperiode sich den Einflüssen der Malaria ganz besonders auszusetzen gezwungen sind und weil dieses Alter überhaupt das grösste Contingent der Bewohner bildet. Der mehr nach Aussen gerichteten, in Indien häufig sich völlig im Freien, im Walde und auf den Feldern abspielenden Thätigkeit der Männer entspricht, dass sie mehr von den acuten Formen befallen werden, während sich die Frauen, gleich den Schwachen beider Geschlechter, mehr die chronischen oder schleichenden Affectionen zuziehen.

Ganz ähnliche Erfahrungen macht man bezüglich der Erkrankung mit Rücksicht auf die verschiedenen Berufsarten: Pflanzer, Feldarbeiter, Geometer, Aerzte und alle Jene, welche ihre Thätigkeit ins Freie ruft, werden Opfer der acuten Formen, Kaufleute und Beamte dagegen leiden, ähnlich den Schwachen und Frauen, an chronischen kachektischen Zuständen. Die der ersteren Kategorie zugehörigen Individuen erwerben aber meist rascher Immunität und behalten besser ihre normale Blutbeschaffenheit, während Letztere stets an Akklimatisations-Beschwerden zu leiden haben und rasch anaemisch werden.

Auch der Ernährung ist als eines ganz erheblichen Factors bei der Infection durch Malaria zu gedenken, da sowohl der Mangel an Nahrung wie eine geringe Qualität derselben die Geneigtheit zum Befallenwerden erhöhen. Häufig suchen europäische Neulinge ihre Befriedigung im Ersparen kleiner Summen auf Kosten ihres Tisches und leben dann nur von Reis und gesalzenen Fischen, ohne Fleisch und Genussmittel.

Immunität wird in solchen Fällen nie gewonnen, wohl aber zwingen ernstliche Malaria-Affectionen den an unpassender Stelle Sparenden zur Verausgabung seiner geringen Schätze für eine absolut nöthige Reise nach Europa behufs Wiederherstellung seiner oft für immer geschädigten Gesundheit.

Ein weiterer Fehler, der von Europäern häufig begangen wird, besteht darin, dass sich dieselben nicht an die Nahrungsmittel des Landes gewöhnen wollen und in Folge hievon nur von Conserven leben, wodurch, wie ich in vielen Fällen zu constatiren Gelegenheit hatte, immer eine beträchtliche, der Malaria vorarbeitende Schwächung des Körpers herbeigeführt wird. Es ist gerathen, in allen Malaria-Ländern sich im Grossen und Ganzen an die Nahrungsmittel der Eingeborenen zu halten, wobei ja immer noch einzelne europäische Speisen sowie gute Conserven nebenher gebraucht werden können — mit einem Worte: es muss hier die goldene Mitte gefunden werden, da Extreme nach beiden Seiten hin sicher Schaden bringen. Alle Eingeborenen tropischer Länder, ohne Rücksicht auf Abstammung und Religion, gebrauchen in reichlichem Masse die Früchte von Capsicum annuum als Würze ihrer Speisen und erklären, ohne dieses Genussmittel nicht leben zu können. Ob dieser so allgemeine und in so hohem Grade verbreitete, auffallende Gebrauch des spanischen Pfeffers in irgend einem Verhältnisse zur Gesundheit der unter den Tropen Lebenden steht, insbesondere vielleicht der Neigung an Malaria zu erkranken entgegenwirkt, vermag ich nicht zu entscheiden, möchte aber dennoch diese Thatsache erwähnen, weil ich sowohl an eigener Person wie auch von Anderen erfahren habe, dass sich bei längerem Nichtgebrauche dieses Gewürzes ein gewisses Bedürfniss nach demselben einstellt, welches häufig mit subjectiver Euphorie in Beziehung gebracht wird. Sicher ist, dass die Tamils, welche unter allen Nationen die grösste Immunität gegen Malaria aufzuweisen haben, auch die stärksten Pfefferesser sind!

Im Gegensatze zu den Europäern haben es Chinesen, Javaner und Tamils nicht immer in der Hand, sich genügend ernähren zu können, was besonders auf neueröffneten Plantagen mit noch ungenügend eingerichteten chinesischen Kaufläden und bei dem Nichtvorhandensein von eingeborenen Gemüsegärtnern der Fall ist. Ihre Lage wird noch schlimmer, wenn diese Plantagen weit ab von den Hauptplätzen liegen, so dass die verschiedenen für Chinesen wie Eingeborene nöthigen Genussmittel nicht immer zu beschaffen sind, sowie dann, wenn die zu gewissen Jahreszeiten grundlosen Wege einen Transport per Achse unmöglich machen. Trotz erworbener oder angeborener Immunität kommt es dann zu förmlichen Epidemieen von Malaria unter solchen unglücklichen Arbeitern.

Ein namentlich bei Chinesen, weniger bei Javanern vorkommendes, eminent schwächendes Moment liegt in dem allgemein verbreiteten Laster des Opiumrauchens, das gleich dem übermässigen Alkoholgenusse durch Insufficienz der Ernährung wirkt. Das stets wachsende Bedürfniss nach Opium verschlingt sämmtliche Einkünfte des Rauchers, so dass ihm für den Ankauf von Nahrungsmitteln Nichts mehr übrig bleibt. Also erliegen fast alle ärmeren und auf ihren täglichen Verdienst angewiesenen Opiumraucher der Malaria, besonders der des Darmtractus, während durch Stellung oder Erwerb bevorzugte reiche Chinesen, welche ausser für Opium auch noch für eine genügend kräftige Ernährung Sorge tragen können, durch Jahrzehnte ungestraft diesem Laster zu fröhnen vermögen. Keinenfalls also besteht der auch schon von Dudgeon in Abrede gestellte Antagonismus zwischen Opiumgebrauch und Malaria. — Dass Excesse in Baccho sowohl als in Venere durch ihren entschieden schwächenden Einfluss die Disposition zur Erkrankung an Malaria erheblich erhöhen, unterliegt wohl keinem Zweifel. Bei Potatoren leidet die Ernährung schnell, da der ihnen eigenthümliche Magenkatarrh eine geregelte Speisenaufnahme verhindert. Da es den wenigsten Europäern in Folge ihrer Stellung und Einkünfte möglich wird, sich den Luxus einer Ehefrau ihrer Race und Nationalität zu gestatten, so bleibt als Mittel zur Befriedigung des Geschlechtstriebes nur das Halten einer eingeborenen, meist javanischen Haushälterin, welche sich besonders bei europäischen Neulingen rasch in die Stellung einer Geliebten oder Maitresse hinauf zu schwingen weiss und dann theils aus der ihrer Race eigenthümlichen, grösseren Genusssucht, theils aus Eifersucht ihren Gebieter zu mehr als nöthigen geschlechtlichen Anstrengungen antreibt. Ausserdem wird derselbe rasch einer solchen Frau überdrüssig und sucht die entbehrten Genüsse seiner fernen Heimat durch häufigen Wechsel seiner Concubinen zu ersetzen, wobei jeder Wechsel zu erneuten geschlechtlichen Ausschweifungen führt. Dass die durch diese Verhältnisse bedingten Excesse auch die kräftigste Constitution untergraben und damit eine erhöhte Disposition zur Erkrankung an Malaria setzen, habe ich in vielen Fällen nur zu deutlich beobachtet.

Betreffs der Jahreszeit, in welcher Malaria-Erkrankungen mehr oder weniger zur Behandlung gelangen, decken sich meine Erfahrungen aus Deli völlig mit den anderwärts gemachten, namentlich den in der historisch-geographischen Pathologie von Hirsch genau angeführten Beobachtungen. Deli besitzt zwei Regenzeiten, eine grosse und eine kleine; Erstere setzt mit August ein und dauert gewöhnlich bis Ende Dezember, Letztere fällt meist auf den April mit einem Spielraume von 14 Tagen früher oder später, im März oder Mai. Das Maximum der Erkrankungen an Malaria fällt stets in die Zeit des Ueberganges der trockenen zur nassen Jahreszeit, wobei ein häufiger Wechsel zwischen heissen, den Boden völlig austrocknenden Tagen und solchen mit sehr ergiebigen abendlichen Niederschlägen stattfindet. Auf der Höhe der Regenzeit, in welcher des täglichen starken Regens halber der noch so kräftigen Morgensonne ein Trocknen des Bodens, auch nur an seiner Oberfläche, nicht gelingt, liegt das Minimum der Erkrankungen, während das Aufhören der Regenzeit zu ähnlichen Verhältnissen führt wie der Beginn derselben.[1]) Ebenso zeichnet sich

[1]) Auch Dr. O. Schellong — dessen Mittheilungen in der „Deutschen medicinischen Wochenschrift", 1889, 36, dem Verfasser

die weniger constante kleine Regenzeit durch eine Exacerbation aus. In Bezug auf die trockene Zeit bietet deren Beginn entschieden weniger Erkrankungen als deren Höhe, während welcher mehrere Centimeter hohe und dichte Staubschichten die Strassen bedecken. Doch kommen frische Malaria-Erkrankungen auch das ganze Jahr hindurch, während jeder Jahreszeit, vor und handelt es sich im Vorstehenden nur um eine gewisse Anhäufung von Fällen, die auch dem Laien sich bemerkbar macht und ihn zu verschiedenen Schlussfolgerungen über gesunde und ungesunde Winde und dergleichen mehr verleitet.

Auch die Tageszeit, besonders die ersten Morgen- und späten Abendstunden, werden in Bezug auf leichtere Infection verdächtigt. Van der Burg sagt, die Morgenstunde habe an den meisten Plätzen von Niederländisch-Indien kein Gold im Munde — doch kann ich dieser Aeusserung nicht beistimmen. Die Thätigkeit der Europäer wie der Eingeborenen in Deli bringt es mit sich, dass die Leute meist schon vor 6 Uhr Morgens, also noch bei Dämmerung, im Freien sein müssen, um welche Zeit, wie überall in den Tropen, ein ungemein starker Thaufall stattgefunden hat. Doch sind mir keine Fälle von Malaria erinnerlich, die von den Patienten anamnestisch oder von den Aerzten aetiologisch auf die Anwesenheit im Freien zur ersten Morgen- oder späten Abendstunde zurückgeführt worden wären. Zwang mich doch meine eigene ärztliche Thätigkeit, Abends stets nach Sonnenuntergang, zur Zeit des stärksten Thaufalles, nach Hause heimzukehren, ohne dass ich jemals hievon eine ungünstige Einwirkung hätte wahrnehmen können. Dagegen hat sich mir die Bemerkung aufgedrängt, dass jene Leute, welche in Folge ihrer Ausnahme-Stellung sich die zweifelhafte Wohlthat anthun konnten, die

erst während der Correctur seiner Arbeit bekannt geworden sind — hat für die Station Finschhafen (Kaiser Wilhelms Land, Neu-Guinea) gefunden, dass die Höhe der Regenzeit (Monat August mit 771 mm Regen) mit der niedersten Erkrankungsziffer an Malaria zusammenfiel.

erfrischenden herrlichen Morgenstunden zu verschlafen, und erst zwischen 8 und 9 Uhr, um welche Zeit die Sonne schon hoch am Himmel steht, ihre Wohnungen verliessen, weit mehr zu Erkrankungen disponirten. Somit scheinen die kühlen Morgen- und Abendstunden für den Körper wohlthätig und ihn ganz besonders zu stärken fähig. Also früh auf unter den Tropen und keine Angst vor einem Gange oder Ritte während der kühlen Abendstunden, unter den herrlichen südlichen Gestirnen!

Von vielen Seiten wird auch das Baden nach Sonnenuntergang als sehr gefährlich und eine Infection mit Malaria ungemein erleichternd erklärt. Ich für meinen Theil würde nur das Baden in Flüssen, also im Freien, sowohl vor als auch nach dem Untergange der Sonne entschieden abrathen und zwar wegen der Luftströmung, welche von dem tagüber durch die Sonne erwärmten Wasserspiegel zweifellos nach aufwärts stattfindet und hiebei aus dem oberflächlich getrockneten, in der Tiefe aber stark durchfeuchteten Ufersande die Keime der Infection bei dem Aus- und Ankleiden leicht zur Einathmung bringen kann. Dagegen scheint mir ein Bad nach Sonnenuntergang im Badezimmer ohne alle Gefahr und habe ich selbst sieben Jahre hindurch ohne jeden Nachtheil also gehandelt. Die erfrischende Wirkung des Bades hält dann bis zum Aufsuchen des Nachtlagers an, während das in der Mehrzahl der Fälle zwischen 4 und 5 Uhr Nachmittags genommene Bad nur zu rasch seine ohnehin nicht starke Wirkung verliert. Dagegen sind die von Vielen so beliebten Bäder in den Morgenstunden, sowohl im Freien als auch im Badezimmer, absolut zu verwerfen, da der Körper ihrer nicht bedarf und durch dieselben nur eine bedeutende Schwächung erleidet, welche der Anaemie und damit der Malaria in die Hände arbeitet.

Es erübrigt noch, zu erörtern, ob das Trinkwasser ein Factor bei der Infection mit Malaria sein könne — eine Frage, welche ich, wenngleich sie wissenschaftlich noch nicht entschieden ist, für meinen Theil wenigstens verneinen möchte, da mir kein Fall bekannt wurde, in welchem die Erkrankung von dem Gebrauche eines schlechten oder verdorbenen Trinkwassers hergeleitet worden wäre. Von den meisten Autoren (Hirsch, van der Burg, Mavrogény Pascha) wird denn auch, wenngleich cum grano salis, das Trinkwasser freigesprochen. Werner (Narwa) war z. B. niemals im Stande, irgend einen Zusammenhang zwischen der Qualität des Trinkwassers und einer Erkrankung an Malaria zu beobachten. Tranken doch ganze Gruppen seiner Bahnarbeiter ungekochtes Wasser aus Fluss oder Tümpel ohne jeglichen Schaden. Werner spricht sich auch polemisch gegen die früher das Trinkwasser beschuldigenden Anklagen aus und ist so glücklich, dieselben so ziemlich ad absurdum zu führen. Dennoch mag sich Folgendes empfehlen. Das Flusswasser ist dem Wasser in Cisternen, wie Solche auf Sumatra und überhaupt in Niederländisch-Indien vielfach im Gebrauche stehen und nur Grundwasser führen, stets vorzuziehen. Nach neueren Forschungen reinigt sich ja das Wasser der Flüsse während ihres Laufes von selbst und wenn auch die Eingeborenen die Flüsse als ihre Abtritte benützen und wenn immer thunlich mit Vorliebe ihre Bedürfnisse in das laufende Wasser befriedigen, so sind doch Wassermengen und Gefäll dort so beträchtlich, dass hiedurch eine zu beachtende Verunreinigung nicht entsteht. Das Wasser der sogenannten Cisternen, eigentlich nur 4—5 m tiefe, in die Erde gegrabene quadratische Löcher ohne jede Mauerung, ist reines Grundwasser und enthält hineingefallene, rasch faulende vegetabilische Reste, stets viele Algen und niedere thierische Organismen. Sowohl Fluss- wie Cisternenwasser muss jedoch vor dem Gebrauche filtrirt werden und zwar am sichersten zwei Mal, erst durch ein gewöhnliches Sandsteinfilter und dann durch ein englisches Patent-Kohlenfilter. Bei dieser zweimaligen Filtrirung wird das häufig beliebte, zur Zeit von Choleraepidemieen sicher zu empfehlende, vorherige Kochen des Trinkwassers, wodurch dasselbe gleichzeitig seines Kohlensäuregehaltes beraubt wird und damit seinen frischen Geschmack verliert, überflüssig. Die Filter sollen stets an einem kühlen und gedeckten, aber hellen Platze stehen, am Besten im Badezimmer. Auf Excursionen in das Innere, wo sich keine europäischen Niederlassungen mit Filtern finden (Expeditionen, wissenschaftliche Reisen), empfiehlt sich in erster Linie das Flusswasser, aber niemals ohne einen geringen Zusatz von Cognac oder Whisky, wodurch offenbar gewisse, vielleicht schädliche Organismen vernichtet oder doch wirkungsunfähig gemacht werden. Zur Zeit von starken Exacerbationen der Malaria wie anderer Infectionskrankheiten ist es wohl am klügsten, den Genuss von Wasser gänzlich zu untersagen und für grosse Mengen erkalteten Theeaufgusses zu sorgen, der an Stelle des Wassers getrunken werden soll.

Ebenso schuldlos, oder noch schuldloser wie das Wasser scheinen behufs Uebertragung der Malaria die daran erkrankten Menschen zu sein. „Der Infectionsstoff wurde niemals durch inficirte Menschen verbreitet", sagt Werner, indem er hervorhebt, dass keine einzige Erkrankung unter dem sehr zahlreichen Dienstpersonale seines in der Stadt gelegenen Krankenhauses für Bahnarbeiter vorkam. Auch van der Burg spricht sich bestimmt gegen jede Contagiosität aus und zwar unter Hinweis auf die Thatsache, dass malariafreie Plätze, an welchen viele Kranke zur Herstellung ihrer Gesundheit zusammenströmen, trotzdem ihre Eigenschaft als solche behalten. Ebensowenig hat er je eine Verbreitung des Malaria-Giftes durch Kleider u. dgl. gesehen. Was mich betrifft, so muss ich mich voll und ganz den beiden erfahrenen Autoren anschliessen, da auch mir jede Beobachtung fehlt, welche auch nur den leisesten Verdacht hätte erregen können, dass durch Patienten Gesunde inficirt worden wären. Habe ich doch selbst durch Monate mit schweren Malaria-Kranken zusammen ein Haus bewohnt und an einem Tische gegessen und bin völlig intact geblieben. Gleich wie Werner konnte ich solches auch vom Personale meines Krankenhauses constatiren.

Ehe ich nach diesen aetiologischen Bemerkungen auf die specielle Beschreibung der in Deli vorkommenden Formen der Malaria übergehe, scheint es mir hier noch am Platze, zu entscheiden, inwieweit die allein die Europäer befallenden und dem Klima zugeschriebenen Krankheiten ausschliesslich von dem Aufenthalte unter den Tropen herrühren, oder dem dort meist vorkommenden Malaria-Gifte zuzurechnen sind. Beide Kategorieen von Erkrankungen werden von den Laien durch einander geworfen und einfach, wie gesagt, dem Klima in die Schuhe geschoben, wobei nicht bedacht wird, wie sehr oft durch eigenes, unzweckmässiges Verhalten die eventuellen Schädlichkeiten des tropischen Klimas in ihrer Wirkung unterstützt werden. Klima und Malaria sind strenge zu scheiden. Bezüglich der dem Ersteren zugeschriebenen krankhaften Zustände muss genau untersucht werden, ob nicht Alkohol-Missbrauch, so sehr häufig in Indien und unter den Tropen überhaupt, ob nicht Excesse in Venere und übermässiges Tabakrauchen dieselben veranlasst haben. Dem Klima der Tropen allein, unter Ausschluss von Malaria, lassen sich nur folgende pathologische Veränderungen im Körper des Europäers zuschreiben, welche einen Jeden derselben in mehr oder minder hohem Grade befallen und von deren Stehenbleiben oder Fortschreiten die mehr oder minder gute Akklimatisation desselben abhängig ist.

1. Durch die, wenn auch nicht extreme Grade erreichende, aber doch ohne Unterlass bestehende hohe Temperatur der Tropen kommt es zu vermehrter Herzthätigkeit, welche sich in sehr beschleunigtem Pulse offenbart. In Folge der ebenfalls durch die beständig hohe Temperatur veranlassten abundanten Schweisssecretion wird die Harnabsonderung erheblich vermindert und der Harn stark gesättigt. Diese Schweissabsonderung ist kaum zu beschreiben, erreicht ihr Maximum in den frühen Nachmittagsstunden, hat ihren Sitz hauptsächlich an Kopf und Hals, wo man bei zufälligem Auftrocknen des Schweisses zahlreiche aus demselben zurückgebliebene Salzkrystalle mit dem Finger von der Haut entfernen kann. Europäer, welche keine Potatoren sind und im Freien arbeiten, entleeren meist nur zwei Mal täglich, Morgens und Abends, Urin. Beide vorerwähnten Zustände, die vermehrte Herzthätigkeit wie die relative Unthätig-

keit der Nieren, haben eine idiopathische Hypertrophie des linken Herzens zur Folge, welche bei allen Europäern in geringem Grade besteht, aber auch soweit sich zu entwickeln vermag, dass sie subjective Beschwerden veranlasst und Gegenstand ärztlicher Behandlung wird. Die vermehrte Herzthätigkeit scheint hiebei ganz ebenso zu wirken wie bei anaemischen und hysterischen Individuen, welche an nervösem Herzklopfen leiden, das auch hier zur Hypertrophie führt, während die verminderte Harnabsonderung durch eine vermehrte Spannung im Aorten-Systeme — wird ja in den Nieren dem Blute nur wenig Flüssigkeit entzogen und werden so die Widerstände, welche sich der Entleerung des linken Ventrikels entgegensetzen, vermehrt — ihrerseits ganz ebenso wie bei der chronischen Nierenentzündung die Hypertrophie des linken Ventrikels veranlasst.

2. Durch die gleiche schädliche Wirkung einer beständig hohen Temperatur entsteht bei fast allen Eingewanderten eine mehr oder minder deutliche Hyperaemie der Leber. Durch Erschlaffung ihres Gewebes kommt es zur Erweiterung der Capillaren und Anschwellung des ganzen Organes, wobei oft eine verminderte Gallenabsonderung sich beobachten lässt. Die untere Lebergrenze wird in der Mamillarlinie meist mehrere Centimeter unter dem Rippenrande gefunden. Subjective Beschwerden entstehen nur bei den höheren Graden dieser Hyperaemie, welche aber dann schon Verdacht auf das Vorhandensein einer anderweitigen Schädlickeit erregen.

Beide eben erwähnte Affectionen werden durch den in allen Kreisen so sehr häufigen Alkoholmissbrauch natürlich bedeutend hochgradiger und meist nur aus diesem Grunde gefährlich. Es ist erstaunlich, welche Flüssigkeitsmengen mit mehr oder minder starkem Alkoholgehalte täglich von den meisten Europäern genossen und welches Uebermass von Thätigkeit dadurch dem Herzen aufgebürdet wird. Das rasche Trinken eines Glases Wassers erregt innerhalb weniger Minuten profuse Schweissabsonderung und vermehrtes Verlangen nach Erfrischung durch Getränke. Man verbiete desshalb vom Anfange ab jedes

Einnehmen von Flüssigkeiten zwischen den einzelnen Mahlzeiten. Niemals auch schenke man der beständigen Aeusserung der Patienten, sie tränken fast Nichts, Glauben, sondern summire ihnen durch genaues Ausfragen über ihren täglichen Lebenslauf die stets das Zuträgliche überschreitende Flüssigkeits-Aufnahme vor.

3. In Folge der besonders bei Neuangekommenen so überreichen Schweissabsonderung und der häufig unvernünftigen Furcht vor dem Genusse der „fiebermachenden“ Früchte des Landes kommt es zur Zeit der Akklimatisation zu hartnäckiger Constipation, welche jedoch einem vernünftigen Regime rasch weicht. Ein einziger solcher Fall meiner Praxis trotzte allen, auch den energischsten Mitteln und kam nur durch die Heimkehr nach Europa zur Heilung. In den späteren Jahren entwickelt sich aus mir unbekannten Gründen eine gewisse Schwäche des Dickdarmes, welche sich in mehreren, oft rasch einander folgenden diarrhoischen Stühlen Morgens direct nach Verlassen des warmen Lagers und bei Eintritt in die kühle Morgenluft äussert, während unter Tages bei genügender Schweissabsonderung kein Stuhl mehr erfolgt. Derartige Patienten erklärten, seit Jahren keinen geformten Stuhl mehr entleert zu haben. Chinin erwies sich mir bei diesem ungemein häufigen Zustande immer als machtlos, so dass dabei an eine Malaria-Grundlage kaum gedacht werden kann.

4. Mit allen Autoren übereinstimmend konnte ich beobachten, dass ein gewisser, nicht zu hochgradiger Zustand von Anaemie fast bei jedem Europäer früher oder später zur Entwickelung gelangt. Die im Freien arbeitenden und dem directen Sonnenlichte ausgesetzten Individuen zeigen diese Veränderung viel weniger sowie bedeutend später als Jene, welche durch Beruf und Stellung gezwungen sind, eine mehr sitzende Lebensweise in geschlossenen und vor der Sonne sorgsam gehüteten Localen zu führen. Dem entspricht, dass diese Anaemie der Tropen (Anaemia intertropica Hirsch) besonders bei dem weiblichen Geschlechte öfter und auffallender zur Beobachtung gelangt. Es hat sich mir dabei immer ein Vergleich mit den wenig

oder fast kein Chlorophyll besitzenden, kränkelnden Pflanzen aufgedrungen, welchen durch Bedeckung die directe Einwirkung des Sonnenlichtes entzogen war. Ein Milztumor verbindet sich mit dieser Anaemie nicht, ja es wird oftmals sogar schwierig, bei solchen anaemischen Personen die Milzdämpfung aufzufinden, falls sie natürlich von Malaria freigeblieben sind. Van der Burg sucht die Ursache dieser Anaemie in der durch Erschlaffung der Athemmuskulatur bedingten, verminderten Energie der Athmung unter den Tropen, wodurch dem Blute weniger Sauerstoff zugeführt wird, welcher an und für sich in Folge der Wärme der Luft in dieser nur in kleinerer Menge vorkommt. Ausserdem beschuldigt er schlechte Wohnungen und mit Marchaud, der an den Deportirten Guayana's seine Wahrnehmungen gemacht hat, das so oft vorkommende Heimweh. Ich meines Theiles möchte nach dem oben Gesagten in erster Linie die unvernünftige Furcht vor der directen Einwirkung der Sonnenstrahlen als aetiologischen Factor für diese Anaemie bezeichnen — doch mag der Aufenthalt im Freien, unter der Sonne, zu tieferen und energischeren Einathmungen Anlass geben, so dass ein ursächliches Verhältniss zwischen beiden Ansichten vorhanden ist.

5. Durch verschiedene Einflüsse, welche hauptsächlich auf den Neuangekommenen wirken, kommt es ferner im tropischen Klima nicht so selten zu sehr hartnäckiger und quälender Schlaflosigkeit. Diese Einflüsse bestehen meist in einer gewissen Angst, im fremden Lande, unter ganz veränderten Verhältnissen, oft allein in einem Hause schlafen zu müssen und nur die wenig verlässigen Bedienten fremder Race und Sprache zum eventuellen Schutze um sich zu wissen. Dazu kommen die vielen, oft eigenartigen Geräusche der tropischen Nacht, deren Jedes den Neuling eine besondere Gefahr vermuthen lässt, ohne der so zahlreichen Mosquitos zu gedenken, deren gründliche Beseitigung eben dem Unerfahrenen nur schwierig gelingt. Nach van der Burg soll hartnäckige Schlaflosigkeit auch bei längst akklimatisirten und seit Jahren in den Tropen

lebenden Europäern vorkommen, ohne dass hiefür ausser dem längeren Aufenthalte in Indien eine andere greifbare, vielleicht auf Malaria zurückzuführende Ursache zu finden wäre, und helfe in solchen Fällen nur eine Reise nach Europa.

6. Im Centralnervensysteme entstehen durch das tropische Klima und die demselben stets anhaftenden kleinen, aber sehr empfindlich verletzenden Widerwärtigkeiten Zustände von Excitation oder Depression, welchen wohl kein Europäer, der auch nur einen Bruchtheil seines Lebens unter den Tropen zubringt, entgeht. Die durch das Jagen nach Erwerb hervorgerufenen, oft täglichen Aufregungen; die vielen in Europa unbekannten Unbilden und oft wirklichen Gefahren, welche der tägliche Verkehr und das Leben in diesen Breiten auferlegt; die bisher nicht gesehene Macht der Elemente, der man so oft völlig hilflos gegenübersteht; die zahlreichen Irritationen durch Insecten; die vielen kleinen ärgerlichen Vorkommnisse in Folge der unglaublichen Indolenz der eingeborenen Dienerschaft und, last not least, die so häufigen Excesse im geschlechtlichen Leben sind es, welche zu dieser Nervosität den Anlass geben, aus welcher sich aber in recht vielen Fällen eine bedenkliche Neurasthemie zu entwickeln vermag. Starke, energische und mit voller Einsicht sich ihres eigenen Zustandes wohl bewusste Männer sind nicht im Stande, bei psychischen Affectionen ihren Thränen zu gebieten; bei nur geringen Anlässen sind Ohnmachten sehr häufig; ärztliche auch nur wenig schmerzhafte Operationen müssen in Narkose unternommen werden, da die Patienten den geringsten Schmerz auf das Aeusserste scheuen; ausserordentliche Massregeln müssen bei den Mittheilungen unangenehmer Nachrichten getroffen werden und Aehnliches mehr. Hiezu gehört wohl auch ein bei fast allen Bewohnern der Tropen sich entwickelnder, oft abscheulicher und geradezu in Fatalismus ausartender Aberglaube, der die tollsten Blüthen treibt. Die Gedächtnisskraft scheint ohne Zweifel ebenfalls zu leiden und constatirt van der Burg diess besonders für die Fähigkeit, Eigennamen zu behalten.

7. Zum Schlusse sei noch erwähnt, dass auch die Hautfarbe eine Veränderung erleidet, indem dieselbe einen mehr oder minder stark ausgesprochenen gelblichen Ton annimmt, der besonders deutlich bei plötzlichem Erbleichen oder bei Contraction der Hautcapillaren in Folge von kühlerer Temperatur wahrzunehmen ist. Diese Farbeveränderung verliert sich auch nicht so wie das gewöhnliche Verbranntsein durch die Sonne (etwa nach Landaufenthalt oder Manövern), sondern bleibt bei genügend langem Aufenthalte unter den Tropen zeitlebens bestehen. Bei anaemischen Individuen ist sie stets und sogleich zu sehen, während sie bei Individuen mit blühendem Aussehen, durch rothe Töne gedeckt, erst in den oben genannten Fällen deutlich wird.

Diese wenigen, eben geschilderten krankhaften Veränderungen allein sind es, welche bei längerem Aufenthalte im Tropenklima sich entwickeln; alle anderen aber, die sonst gewöhnlich diesem Klima zugeschrieben werden, sind die Folgen der Infection mit Malaria-Gift. Letztere Veränderungen, soweit ich sie an meinem engeren Aufenthaltsorte zu beobachten Gelegenheit gefunden habe, sollen nun im Folgenden beschrieben werden.

Was zuerst die Dauer der Incubation betrifft, so sind alle Autoren darüber einig, dass dieselbe ausserordentlich differire, zwischen Monaten und Jahren wie wenigen Stunden (Werner), zwischen 6 Tagen und 7 Monaten (van der Burg), zwischen Terminen von Stunden und mehr als einem halben Jahre (Jürgensen), zwischen 6 bis 20 Tagen (Hertz, Strümpell, Mavrogény Pascha), nach Letzterem durchschnittlich 14 Tage, und nach den sehr genauen Beobachtungen von Fuhrmann (Hirsch-Virchow's Jahresbericht für 1874, II. S. 24) zwischen 7 Tagen und 3 Monaten. Indess erwähnt van der Burg auch Fälle, in welchen wenige Stunden nach dem Aufenthalte an einer als schlimm bekannten Localität sich acute Malaria-Erkrankungen einstellten, und sprechen auch Hertz und Strümpell von sehr kurzen Terminen. Meiner Erfahrung nach ist die

Dauer der Incubation immer nur eine kurze, kaum einige Tage überschreitende und handelt es sich in Fällen von verzögerter Incubation wohl um Latenz der Infection, welche jedoch besteht, sich vielleicht auch durch geringfügige, leicht zu übersehende Erscheinungen offenbart und erst bei dem Eintritte eines disponirenden Momentes in acuter Form hervortritt. Die so ungemein häufigen und oft noch späten Recidive erschweren eine richtige Bestimmung der Incubationsdauer sehr, da der Initialaffect, oft ein durch Chinin rasch coupirter Fieberanfall, nur zu leicht in Vergessenheit geräth oder überhaupt nicht für Malaria gehalten wird. Gleich Werner aber habe ich erfahren, dass schwere und schwerste Infectionen die kürzeste Incubationsdauer besitzen, während sich die latente Infection in leichteren, einen intermittirenden Charakter tragenden Affectionen offenbart. Eine nur nach Stunden zu berechnende Incubationsdauer besass der weiter oben bei Gelegenheit der Besprechung der directen Infection durch Erdarbeiten erwähnte Fall des Herrn S.

Ein Vorläuferstadium gibt es bei der Malaria nicht, namentlich traten die den intermittirenden Charakter tragenden Affectionen ganz plötzlich, wie Blitze aus heiterem Himmel, auf, während wohl den Anfällen von Remittens einige Tage mit gestörtem Allgemeinbefinden vorausgehen, an welchen bereits Fieber bestehen mag, das jedoch nicht zu ärztlicher Beobachtung gelangt. Noch weniger kann bei der Kachexie, besonders der primären, von einem Vorläuferstadium gesprochen werden und sind eben die beschriebenen Prodrome nichts Anderes als das Einsetzen der Kachexie, in deren Verlaufe es zu acuten Manifestationen der Infection kommt. Eine ausführliche und classische Schilderung der dennoch in gewissen Fällen zur Beobachtung gelangenden Vorläufererscheinungen finden wir bei Hertz[1]) und eine genaue, doch nicht fehlerfreie französische Uebersetzung dieser Schilderung bei Mavrogény Pascha.

---

[1]) „Malaria-Infectionen" v. Prof. Dr. Hertz. (In v. Ziemssen's Sammelwerk.)

Bei Besprechung der Symptomatologie ist es rathsam, sich der alten, von Griesinger aufgestellten und von allen neueren Autoren (Niemeyer, Jürgensen, Strümpell) beibehaltenen Eintheilung anzupassen. Doch muss ich mit Werner hervorheben, dass von keiner anderen Krankheit schwerer ein erschöpfendes Bild zu geben sei als von der Malaria, bei welcher das Bizarre, Regellose, Absurde und Unerwartete die Regel ist. „Ein ewiger Wechsel in den Erscheinungen, sowohl in Bezug auf Incubationsdauer und Krankheitsverlauf als auf subjective Leiden, Temperaturen und endlich Complicationen — das ist die Signatur dieses auch darum wahrhaften Wechselfiebers in allen seinen Formen.“ Zudem ist ein Uebergang jeder Form in eine andere möglich und sind reine Formen bei der Schnelligkeit, mit welcher jetzt in den meisten Fällen Chinin dargereicht wird, überhaupt selten.

Alle Formen der alten Eintheilung (Intermittens, pernicöse und larvirte Intermittens, Remittens, Continua, Kachexie) hatte ich Gelegenheit in Deli zu beobachten, doch passt es mir nicht in den Rahmen dieses Beitrages, den Intermittensanfall mit seinen verschiedenen Stadien zu beschreiben; vielmehr möchte ich hier nur besonders bemerkenswerthe und meiner Meinung nach neue Beobachtungen anführen sowie auf bis jetzt nicht beschriebene Complicationen und Affectionen aufmerksam machen, welche der Malaria seither nicht zugerechnet wurden, aber doch zu derselben gehören.

Als ein allen Malaria-Affectionen gemeinsames und desshalb diagnostisch wichtiges Symptom muss zunächst ein auffallender Mangel an Appetit erwähnt werden, der sich bei keiner anderen Krankheit der Art in den Vordergrund drängt als bei der Malaria. Bei Intermittens, Remittens sowie bei der Kachexie ist dieses Symptom deutlich ausgesprochen und gibt es keinen schwächeren und launenhafteren Esser als einen Malaria-Kachektiker, welcher sich stets neue oder auf neue Weise zubereitete Speisen bestellt, bei deren Erscheinen jedoch nicht im Stande ist, dieselben zu berühren. Dieser Appetitmangel geht so weit, dass er für sich allein, ohne andere Erscheinungen wie Fieber u. dgl., bestehen und nur durch Aufsuchen eines malariafreien Platzes geheilt werden kann.

Herr P., der früher schon öfter an Intermittens gelitten hatte, erkrankte im August 1888 an absolutem Unvermögen, Speisen zu sich zu nehmen. Bei forcirten Versuchen hiezu trat Erbrechen ein; Milztumor deutlich, keinerlei Fiebererscheinungen und noch kein kachektisches Aussehen. Chinin bringt für wenige Tage vorübergehende Besserung. Da schliesslich gar keine Speisen mehr aufgenommen werden, verlässt Herr P. Deli, um einige Tage jenseits der Strasse von Malakka zuzubringen; schon auf der Ueberfahrt nach Singapore stellt sich guter und ergiebiger Appetit ein.

Bezüglich der verschiedenen Formen von Intermittens habe ich schon früher erwähnt, dass Quotidiana vorzugsweise Europäer, Tertiana Malaien wie Javanen und Quartana sogenannte Lawkehs (akklimatisirte Chinesen) und Tamils befällt. Bei Europäern habe ich Quartana niemals beobachtet. Der allgemeinen Anschauung, dass die Quartana ein Ausdruck für die längere Dauer der Erkrankung und dementsprechend viel hartnäckiger sowie schwerer zu beseitigen sei (Jürgensen), muss ich entgegentreten, da Quartana durch genügenden Chiningebrauch von mir ebenso rasch wie die anderen Typen beseitigt wurde. Nur erschien mir die Quartana desshalb hartnäckiger, weil deren Behandlung bei den indolenten Chinesen und Tamils erschwert war, ja nicht selten ganz fehlschlug dadurch, dass dieselben bei der verhältnissmässig langen Apyrexie häufig den Termin versäumten und das Chinin zu früh oder auch zu spät einnahmen.

Von Intermittens bleibt kein Lebensalter verschont, erwähnen aber möchte ich, dass besonders Kinder im zartesten Alter, in den ersten Lebensmonaten, häufig daran erkranken. Bei der Schwierigkeit, an so kleinen Patienten sichere Temperaturbestimmungen vorzunehmen, und der Geneigtheit der Mütter wie der Kinderfrauen, die vorhandenen Krankheitserscheinungen auf andere Ursachen, wie Zahnen oder unpassende Nahrung, zurückzuführen, wird hier die Diagnose oft nicht leicht.

Immerhin aber lässt sich Folgendes feststellen. Wird in Malaria-Ländern ein gesundes Kind, dessen Ernährung und Verdauung bisher keine Unregelmässigkeiten darbot, plötzlich unruhig, verlangt es stets nach Brust oder Flasche, um Selbe nach wenigen Zügen wieder von sich zu stossen, nimmt dasselbe kaum mehr ein Viertheil der bisher verbrauchten Nahrungsmenge zu sich, schläft es nur für kurze Augenblicke, um weinend aufzufahren, und weint und heult es Stunden ja Tage hindurch, bis Heiserkeit der Stimme eintritt — dann ist in erster Linie an Intermittens zu denken. Das Aussehen solcher Kinder wird rasch ein übles, spitziges; es entwickeln sich Schatten unter den Augen und die Fontanelle sinkt ein. Dabei nimmt die ohnehin bei Kindern von Europäern spontan bestehende Anaemie zusehends höhere Grade an. Es empfiehlt sich hier, sofort die Temperatur im After zu messen, eine Untersuchung der Milz vorzunehmen und bei entsprechendem Befunde mit der Verordnung von Chinin nicht zu zögern oder sofortigen Aufenthaltswechsel zu veranlassen, auf welche beiden Mittel kleine Kinder rasch und günstig reagiren. — Die bekannten drei Stadien des Intermittensanfalles sind bei Kindern nicht wahrzunehmen; die Eltern sprechen meist nur von „heissem Kopfe“ und bei der durch das Klima nöthigen leichten Kleidung wird auch eine Temperaturerhöhung höchstens nur am Kopfe, oder bei rascher Entkleidung am Stamme, oder bei zusammengehaltenen Oberschenkeln zwischen diesen manuell gefühlt. Letztere Körperstelle empfiehlt sich auch dann zu Temperaturbestimmungen, wenn aus irgend welchen Gründen, wie Solche bei kleinen Kindern hie und da vorliegen, der After nicht hiezu benützt werden kann. Das Schweissstadium ist besser markirt, denn oft findet man die Kinder in von Schweiss durchtränkten Kleidern oder erfährt Solches von den Eltern. Bei aller Anstrengung und Anwendung der sonst wirksamsten Mittel ist es unmöglich, den an Malaria erkrankten Kindern ein Lachen abzugewinnen; sie sind unleidlich und stellen an Eltern und Wartepersonal die stärksten Anforderungen. Mangelt eine entsprechende

Behandlung, so kommt es rasch zur Kachexie, Diarrhöen stellen sich ein und die Prognose wird höchst-ungünstig.[1])

Dass Intermittensanfälle einen perniciösen Charakter erlangten, konnte ich nur bei schwächlichen, herabgekommenen und bereits an Malaria-Kachexie leidenden Individuen bemerken. Bei Potatoren bestand stets die grösste Gefahr einer Perniciosa und sind viele der unter so schönem Namen aufgestellten Formen derselben auf vorher bestandenen Alkoholmissbrauch zurückzuführen. Völlig gesunde, von jeder Diathese freie und keinen Missbrauch mit starken Getränken treibende Individuen sah ich niemals an Perniciosa erkranken.

Viel häufiger als die perniciöse Intermittens kam mir das sogenannte larvirte Wechselfieber zur Beobachtung und zwar in einer unglaublichen Mannigfaltigkeit der Form. Obenan stehen die Neuralgieen des Quintus und in erster Linie jene des Nervus supraorbitalis. Ohne Vorläufer entstehen plötzlich Schmerz, Thränenfluss, Lichtscheu, Injection der Bindehaut und selbst Lidschwellung. Chinin, noch besser Antifebrin — welches Mittel bei den Malaria-Neuralgieen meiner Erfahrung zufolge als ein Specificum angesehen werden kann — bringen rasch Besserung. Die erste Gabe Antifebrin (0,5) erzielt in den meisten Fällen schon nach einer halben Stunde völligen Nachlass aller das subjective Befinden störenden Erscheinungen; doch muss das Mittel, zweckmässiger noch verstärkt durch Chinin, mehrere Tage hindurch weiter gebraucht werden, um vor Recidiven, welche sehr häufig sind, zu schützen. Neuralgieen anderer Quintusäste (Tic douloureux) sowie Hemikranie, Cervico-occipitalneuralgie, Otalgie und Kardialgie schliessen sich an. Häufig kam mir eine intermittirende Koryza („Coryza typique" nach Mavrogény Pascha) vor, welche unter ungemein häufigem Niessen, das durch seine ofte Wiederholung sogar schmerz-

[1]) Ein von Boicesco beobachtetes und im „Archiv. roum. de médec. et de chir.," 1889, Januar, beschriebenes, Intermittens-Anfälle bei Kindern begleitendes Erythem (Erythème noueux palustre) habe ich selbst niemals gesehen.

haft werden konnte, stets zu einer gewissen Tageszeit eintrat und sich deutlich durch Chinin bessern liess. Besonders Frauen erkrankten leicht an dieser Art von Larvata, während bei Männern ein ungemein hartnäckiger, in gewissen Intervallen exacerbirender, auch bei Nichtrauchern bestehender Rachenkatarrh nicht selten war. Im Uebrigen gibt es keine Körperstelle, an der nicht in Malaria-Ländern schmerzhafte intermittirende Affectionen vorkämen, welche alle deutlich durch Chinin beeinflusst werden. Wie van der Burg sagt, hört man die Patienten in solchen Fällen davon sprechen, sie hätten Fieber im Arme, im Beine u. s. w. und handelt es sich dabei einzig um Malaria-Neurosen.

Eine oftmals vorkommende Malaria-Erkrankung, welche wohl auch der larvirten Form beigezählt werden muss, doch erst in der allerletzten Zeit als zur Malaria gehörig betrachtet wird, soll hier noch Erwähnung finden, obgleich dieselbe seiner Zeit bei besserer Kenntniss von der Wirkung der Plasmodien und den Schicksalen des durch sie gebildeten Melanin wohl eine andere Stellung im Systeme finden dürfte. Es handelt sich nämlich um eine foudroyante Entzündung der männlichen Geschlechtsdrüse (Hode und Nebenhode) und Anschwellung dieses Organes zu einem oft sehr beträchtlichen Tumor. Ich hatte Gelegenheit, ungefähr zehn Fälle von „Orchitis ex Malaria“ zu beobachten und eben im Begriffe, meine diessbezüglichen Wahrnehmungen zur Veröffentlichung zu bringen, ersehe ich aus der Rev. de Chir., 1888, No. 8 („L'orchite paludeenne“), dass bereits die gleiche Beobachtung durch Charvot von französischer Seite gemacht worden ist. Die ohnehin nicht zu beneidenden Patienten hatten in diesem Falle ausser dem Schaden auch noch den Spott zu tragen, da Niemand an eine andere als gonorrhoische Grundlage ihres Leidens glauben wollte; ja es ging so weit, dass, wenn ich „Orchitis ex Malaria“ constatirt hatte, das Bon mot „Balaria“ gebraucht wurde (bal holländisch gleich Hode)! Unter heftigem, deutlich remittirenden Fieber kommt es bei schon früher an Malaria Erkrankten, oft auch an Kachexie Leidenden, ohne Vorläufererscheinung zu einer starken,

Hoden wie Nebenhoden fast gleichzeitig befallenden Entzündung, ohne dass irgend ein Trauma oder eine Spur von acuter oder auch nur chronischer Gonorrhöe nachzuweisen ist. Das begleitende subjective Schmerzgefühl ist bedeutend heftiger als bei der gonorrhoischen Orchitis, bei welcher ja gewöhnlich nach deutlichem Prodromalstadium zuerst der Nebenhode erkrankt, dem später der Hode folgt. Die grosse, nicht selten den Umfang eines Kindeskopfes erreichende Schwellung weicht entsprechender Behandlung (hohe Lage, Eis oder Einbettung in Jodoformsalbe, ausserdem Chinin und Arsenik) schneller als bei gonorrhoischer Orchitis, führt aber bei fehlender ärztlicher Hilfe und bei der aus falscher Scham so häufigen Verheimlichung leicht zu tiefgehenden Vereiterungen im Gewebe des Hoden. Eine Verdickung des Nebenhoden sah ich nie zurückbleiben, dagegen wohl öfter Hydrokele (4 Mal in 10 Fällen), welche nur durch eine Radicaloperation zu beseitigen war. Charvot hat ganz ähnliche Erfahrungen zu verzeichnen, hält aber die Orchitis für Eine der späten Erkrankungen bei der Malaria-Infection. Derselbe bespricht auch die Differentialdiagnose mit der tuberculösen Orchitis, welche jedoch an meinem Aufenthaltsorte, an dem ich niemals Tuberculose sah, nicht zu stellen war.

Hiemit bei dem Uebergange zur remittirenden Form der Malariainfection angelangt, will ich erst noch zwei andere, häufig vorkommende und sich ebenfalls durch remittirendes Fieber auszeichnende Localisationen der Malaria erwähnen, welchen jedoch das schwere Allgemeinleiden der wirklichen Remittens noch fehlt. Im ersteren Falle handelt es sich um plötzlich auftretende Infiltrationen in die Muskeln der Extremitäten, an welchen unter deutlich remittirendem, oft hohe Temperaturen erreichendem Fieber und leichter Röthung der Haut eine pralle, das Gefühl von Fluctuation bietende und sehr empfindliche Schwellung sich einstellt. In den ersten Jahren dachte ich stets, einen aus unbekannten Gründen entstandenen, tiefliegenden Abscess vor mir zu haben, und liess mich, getäuscht durch die Fluctuation, zu oft ausgiebigen Incisionen verleiten, auf welche jedoch nur Blutung erfolgte, bis mich das öftere, typische Vorkommen eines Besseren belehrte. Chinin und Priessnitz'sche Umschläge erwiesen sich als die beste Therapie des die Betroffenen ungemein quälenden Zustandes. Gefässverstopfungen innerhalb der Muskulatur durch massenhafte Melaninschollen können vielleicht als die Ursache dieser stets in Heilung ausgehenden Localisation angesehen werden. — Im zweiten Falle kommen die Patienten mit der Klage über heftiges remittirendes Fieber zum Arzte und können nicht begreifen, wie sich bei ihnen Bubonen entwickeln konnten, da sie doch an keinerlei venerischer Krankheit leiden — auch hier oft geneckt vom Spotte ihrer Nebenmenschen, welche ein verheimlichtes Sexualleiden vermuthen. Alle haben schon Malaria-Fieber durchgemacht oder zeigen beginnende oder bereits bestehende Kachexie. Eine genauere Untersuchung derselben ergibt nun entzündliche Schwellung häufiger der Glandulae iliacae externae, seltener der Glandulae crurales und in diesem Falle hauptsächlich der Rosenmüller'schen Drüse, niemals aber der Leistendrüsen. Bei Erkrankung der ersteren Drüsengruppe constatirt man oberhalb des Poupart'schen Bandes einen aus der Tiefe des Beckens hervorquellenden und die Haut nicht selten über dem genannten Bande wulstartig vortreibenden Tumor, der sich extraperitoneal in die Tiefe des kleinen Beckens verfolgen lässt, während bei Affection der Cruraldrüsen unterhalb der Leiste auf der vorderen und inneren Schenkelfläche nur eine sanfte Erhöhung entsteht, deren Mittelpunkt meist von der Rosenmüller'schen Drüse gebildet wird. Diese Drüsengeschwülste sind nur wenig schmerzhaft, erreichen aber oft eine enorme Grösse. Bei entsprechender Behandlung (am Besten und zuerst Klimawechsel, Priessnitz mit graduirten Compressen, Druckverbände, Chinin, Arsenik und Eisen) gehen Fieber und Schwellung rasch zurück, während es, wenn die Entzündung sich selbst überlassen bleibt, zur Vereiterung eines oder mehrerer Drüsenpaquete kommt, welche eine chirurgische Behandlung (Spaltung und Auslöffelung) erfordert, sonst aber hässliche und sich lange nicht schliessende Fistelgänge zurücklässt, während die Kachexie rasch zunimmt. Bourel-Roncière scheint in Brasilien (Rio de Janeiro) einen ähnlichen krankhaften Vorgang beobachtet zu haben, welchen er mit „Erysipèle de Rio Janeiro" bezeichnet. Es handelt sich bei dieser Erkrankung um entzündliche Schwellung der oberflächlichen oder tieferen Lymphdrüsen, wobei manches Mal auch die Lymphgefässe in grosser Ausdehnung und bis in ihre feinsten Verzweigungen mitergriffen werden. Aehnliche Erkrankungen wurden jüngst auch in der „Kölnischen Zeitung" aus Deutsch-Ostafrika gemeldet. — Beide Affectionen, besonders die Letztere, sind nicht selten und muss ich mich nur wundern, dass dieselben nicht schon längst als in das Bereich der Malaria gehörig in der Literatur bekannt geworden sind. Die Kranken kommen meist in Person in die Wohnung des Arztes, um dessen Rath und Hilfe zu suchen, was bei einer wirklichen Remittens nie der Fall ist; hier findet der Arzt die Kranken im Bette, da sie in Folge des schweren Allgemeinleidens nicht mehr im Stande sind, ihr Lager zu verlassen. Im Allgemeinen sind die an intermittirenden Affectionen Erkrankten oft sogar während des Anfalles noch sehr mobil und kamen mir nicht selten Fälle vor, in welchen Patienten mit Temperaturen von 40—41 ° C. zu Pferde mich in meinem Hause aufsuchten.

Der Remittens, von welcher nach Griesinger die bekannten drei Formen, leichte, schwere und schwerste, zu unterscheiden sind, müssen meiner Erfahrung nach alle jene fieberhaften Erkrankungen zugezählt werden, welche oft mit den abenteuerlichsten Namen in der Literatur verzeichnet sind, in erster Linie das typhoide Malariafieber, typho-malarial fever, Febris biliosa haematurica, Fièvre ictèro-hémorrhagique u. s. w. Die Remittens, wie sie sich meistens darbietet, zeigt eben immer ein schweres typhusähnliches Bild und trägt ihren Namen mit Unrecht im Vergleiche zu den nur geringen Remissionen, welche in ihrem Verlaufe zu verzeichnen sind. Fehlen dieselben gänzlich, so spricht man von Febris continua, während die Febris intermittens subintrans und erratica den Uebergang von der intermittirenden Form zur remittirenden vermitteln. Man war oft geneigt, die Remittens als eine eigene Infection zu betrachten, hätte sich nicht zu häufig der obengenannte Uebergang hervorgethan und kämen nicht die mikroskopischen Funde der jüngsten Zeit dem nur vermutheten Zusammenhange zu Hilfe.

In Deli herrschten alle Formen von Remittens, doch kam dort auch Typhus abdominalis vor, wie Solches auch für Java durch Haga nachgewiesen ist. Es besteht demnach für meine Oertlichkeit kein Antagonismus zwischen diesen beiden Infectionen. Gleich wie bei dem Typhus konnte ich in allen meinen Remittensfällen eine ausgesprochene Bronchitis constatiren, welche die Patienten indess nur wenig belästigte; meist wurden sie erst durch Nachfrage auf den bestehenden Husten aufmerksam.[1]) Ebenso fehlte nur selten eine oft sehr erschöpfende Diarrhöe, welche besonders Kindern — die gleichfalls häufig von Remittens ergriffen werden — gefährlich wurde. Gleich anderen Autoren (van der Burg, Mavrogény Pascha) musste ich die nur sehr geringe Wirkung des Chinins bei der Remittens constatiren und fand die Reconvalescenz weit langsamer und schwieriger als bei den intermittirenden Erkrankungen. Dagegen bemerkte ich, dass das glückliche Ueberstehen einer Remittens eine gewisse Immunität gegen weitere Malaria-Erkrankungen verschaffte, wie auch Fuhrmann nach schwerer Remittens nur höchst selten mehr Recidive beobachtete. Ein Wechsel des Klimas hatte niemals den augenblicklichen günstigen Erfolg wie bei der Intermittens, sondern zeigte seinen Einfluss erst nach 2—3tägigem Fortbestehen der Krankheit. — Die ikterischen und haemorhagischen Formen boten stets eine sehr ungünstige Voraussage. Bei den Letzteren konnte es sich um eine complicirende transitorische haemorrhagische Diathese handeln, wie auch bestehende

[1]) Auch Dr. O. Schellong (l. c.) hat mehrere Malaria-Fälle von erheblichen Katarrhen der grösseren und mittleren Bronchien begleitet gesehen.

habituelle haemorrhagische Diathese bei der Remittens sich stets durch verschiedene Ausbrüche bemerkbar machte. — In der Reconvalescenz fiel mir in mehreren Fällen eine auffallende Abnahme des Gedächtnisses auf, welche meist nur durch eine Reise nach Europa hintan gehalten wurde. Bei Chinesen kam es im Verlaufe von Remittens ziemlich häufig zu ernsten Psychosen mit Selbstmord oder Selbstmordversuchen.

Die weitaus meisten Patienten lieferte mir die Malaria-Kachexie, die ich sowohl als primäre wie auch als secundäre zu beobachten in der Lage war. Die primäre Malaria-Kachexie — lange bezweifelt, in letzterer Zeit jedoch von vielen Autoren beschrieben[1]), befällt, wie bereits oben erwähnt wurde, meist Schwache und Frauen. Häufig sah ich europäische Damen ohne jede vorausgehende acute Erkrankung langsam dahinwelken und nur Appetitlosigkeit und Milz-Tumor gaben über die Ursache des bestehenden Siechthumes Aufschluss. Der Zustand war meist ein fortschreitender, der nur durch das einschneidende Mittel eines Klimawechsels dauernd gebessert werden konnte. Mir persönlich erschien die primäre Kachexie stets als die eigentliche directe Folge der Infection mit Malaria, in deren Verlaufe erst sich die intermittirenden und remittirenden Fieber sowie die als Larvatae beschriebenen Zustände entwickelten, so dass die Kachexie nicht unter die Complicationen oder die Ausgänge der Malaria-Infection gebracht werden darf, wie diess so häufig geschehen ist. Die sogenannten Vorläufer der bereits beschriebenen Processe zeigen also die bestehende Kachexie oder stattgehabte Infection an, in deren Verlaufe es zu jeder bekannten oder noch unbekannten Form von Malaria kommen kann, so dass die Intermittens und ihre Typen, die Remittens und so weiter, nur als Symptome der Infection anzusehen wären.[2]) In der That sehen wir denn auch bei Kachektischen alle Formen von Malaria

[1]) C. Ritter in Virchow's Archiv, Bd. XXX S. 273. Fayrer in Hirsch-Virchow's Jahresbericht für 1874. Bd. II S. 24. Hertz, van der Burg und Mavrogény Pascha l. c.

[2]) Vergl. C. Ritter l. c.

auftreten, ineinander übergehen und recidiviren. Trotzdem bin ich aber der Gewohnheit wie leichten Verständlichkeit halber der bisherigen Eintheilung gefolgt. — Die secundäre Kachexie erschien mehr im Gefolge von intermittirenden Krankheiten, während nach schwerer Remittens bei genügender Schonung unter Umgehung der Kachexie eine Restitutio in integrum sich einleiten konnte. Der bei bestehender Kachexie zur Entwickelung gekommene Milztumor hat sich mir nie als besonders gross gezeigt, niemals sah ich ihn die Mittellinie überragen, wie diess an den schlimmen Malaria-Herden der gemässigten und subtropischen Zone so häufig beobachtet wird. — Stets gesellen sich der Kachexie Diarrhöen zu, doch will ich eine nähere Beschreibung der Darmcomplicationen erst weiter unten folgen lassen, da dieselben in ihrem typischen Auftreten ein ganz besonderes Interesse bieten.

Als schwere Localisationen, welche im Verlaufe der Kachexie auftreten, mögen hier folgende angeführt werden. Bei sehr herabgekommenen Patienten kommt es oft innerhalb 24 Stunden zu vollständigem Verluste beider Hornhäute, ohne dass irgend eine Therapie dem unheilvollen Vorgange Einhalt gebieten könnte, und darf also mit Recht von einer „Keratomalacia ex Malaria“ gesprochen werden. Handelt es sich um jüngere oder kräftigere Individuen, so ist ein günstiger Einfluss von der Chininbehandlung neben der örtlichen nicht zu verkennen (van der Burg) und nur in diesem Falle ist Hoffnung auf eine theilweise Erhaltung des Sehvermögens vorhanden. Erkrankt nur erst ein Auge, so hat dessen schleunigste Enucleation meiner Erfahrung nach häufig den beginnenden Process im anderen Auge zum Stillstande oder zu günstigerem Verlaufe gebracht. Mit van der Burg stimme ich überein, dass unter den Tropen bei acuten Affectionen der Hornhaut, besonders Solchen welche von Fieber begleitet sind, stets ohne Verzug Chinin zu geben ist. — Gangraen anderer Körpertheile in Folge von Malaria (z. B. der weiblichen Genitalien, der Extremitäten) ist von Scholz, Hertz und Lafaye beobachtet worden.

Leber-Abscess, der bekanntlich den die Tropen besuchenden Reisenden als Schreckbild hingestellt wird, sah ich als Folge von Malaria binnen sieben Jahren nur ein Mal; ebenso beobachtete ich nur ein Mal im Verlaufe einer sehr schweren Malaria-Infection mit starker Kachexie eine zum Tode führende Endocarditis ulcerosa, deren Vorkommen noch sehr bezweifelt wird, obwohl auch Lancereaux einen parallelen Fall zur Veröffentlichung gebracht hat. Ich lasse desshalb meinen Fall hier folgen.

Herr S., der niemals an Gelenkrheumatismus gelitten hatte, verliess im Jahre 1886 nach vierjährigem Aufenthalte Sumatra und begab sich aus Familienrücksichten nach Europa. Im Herbste 1887 kehrte er völlig gesund nach Sumatra zurück, wo er eine Stellung auf einer direct an der Küste gelegenen und durch sehr schwere Malaria-Infectionen ausgezeichneten Plantage erhielt. Nach einmonatlichem Aufenthalte daselbst erkrankte er an einer gewöhnlichen Intermittens quotidiana, welche, obgleich mit Chinin erfolgreich bekämpft, dennoch eine bedenkliche Kachexie (deutlichen Milztumor, absolute Appetitlosigkeit, zunehmende Anaemie und Abmagerung) zurückliess. Trotz wärmsten Anrathens seitens des behandelnden Arztes unterliess Herr S., um seiner Familie in Europa nicht zur Last zu fallen, die so nöthige Reise nach dort. Unter erneuerter mit Chinin nicht mehr beseitigbarer Quotidiana treten alle Erscheinungen von Perikarditis und Endokarditis auf und erfolgt Ende Dezember nach mehrmaligen apoplektiformen Anfällen durch eine Hirn-Embolie mit consecutiver Hemiplegie der Tod.

Auch Werner beschreibt mehrere reine Malaria-Fälle mit acuter Erweiterung und Entartung des Herzmuskels, welche sämmtlich einen tödtlichen Ausgang genommen haben.

Von Circulations-Störungen liessen sich im Verlaufe der Malaria-Infection von leichten Oedemen der unteren Augenlider und speciell der nach Aussen von der Tibia gelegenen Haut bis zum hochgradigen Ascites und allgemeiner Wassersucht alle Formen von Hydrops constatiren. Hertz, Werner, van der Burg und Mavrogény Pascha haben Alle ähnliche Befunde zu verzeichnen. Die Patienten mit allgemeiner Wassersucht unterscheiden sich nur schwer von Solchen, welche an Beriberi und zwar der hydropischen Form dieser Krankheit leiden, bei welcher, wie es auf der Höhe von Epidemieen nicht selten vorkommt, alle Lähmungs-Erscheinungen fehlen können. Gedenkt man ferner des Umstandes, dass fast sämmtliche Beriberi-Patienten auch Erscheinungen von Malaria zeigen, dass häufig sogar im Verlaufe der Malaria-Infection erst der mit „Beriberi" bezeichnete Symptomencomplex zur Ausbildung gelangt, so gewinnt die von vielen Autoren geäusserte Ansicht, dass beide Krankheiten durch eine und dieselbe Infection hervorgerufen würden, einige Berechtigung. Van der Burg sah oftmals Intermittensanfälle den bereits begonnenen Heilungsvorgang bei Beriberi wieder abbrechen, neue Exacerbationen veranlassen und den Tod bei Beriberi nicht selten als Folge von schwerer Remittens eintreten. Ich für meinen Theil habe Beriberi niemals ohne vorausgegangene Malaria beobachtet. Nur das Mikroskop wird im Stande sein, in nicht sehr ferner Zeit diese Frage endgiltig zu entscheiden.

Häufig sind im Verlaufe der Kachexie multiple Abscesse im Unterhaut-Zellgewebe und kann desshalb auch von einer „Furunculosis ex Malaria" gesprochen werden. Die beliebtesten Plätze hiefür waren der äussere Gehörgang, die Ober- und Unterschenkel sowie das periproktitische Zellgewebe, an welcher Stelle die Abscesse meist zu incompleten Fisteln führten, welche niemals ohne Kunsthilfe heilten. Namentlich scheinen diese periproktitischen Abscesse bei der Malaria-Kachexie typisch zu sein und habe ich ungefähr acht Fälle dieser Affection stets bei an ausgesprochener Malaria-Kachexie leidenden Individuen zu behandeln Gelegenheit gehabt. Die Abscesse befanden sich meist über dem After und entstand unter heftigem Schmerze und Tenesmus in der Afterspalte ein oedematöser Wulst, der nach einigen Tagen Röthung und Fluctuation zeigte. Wurde rechtzeitig incidirt, so konnte der Fistelbildung vorgebeugt werden, während sonst der Abscess unter Erleichterung aller subjectiven Symptome sich in den Mastdarm entleerte und in diesem Falle stets eine völlige Spaltung erheisehte. Höher gelegene Abscesse konnten das Bild der Dysenterie vortäuschen und waren nur durch eine ebenso langwierige als umständliche Behandlung der Heilung entgegen zu führen, nachdem sie durch das Speculum constatirt worden waren. — Bei sehr herabgekommenen Patienten entstand öfter auch Parotitis, die niemals von selbst wieder zurückging, sondern immer incidirt werden musste. Furunculose und Parotitis trübten übrigens die Vorhersage beträchtlich.

Fayrer und van der Burg geben an, dass Wunden, welche zufällig bei an Malaria-Kachexie Leidenden bestehen, nur sehr schwer heilen, und warnen desshalb vor chirurgischen Eingriffen bei solchen Kranken wegen schwerer Blutungen mit leicht sich einstellender Gangraen, was ich unter gehöriger Beobachtung der Antiseptik nicht zu bestätigen vermochte. Dagegen hatte ich zwei Mal Gelegenheit, an Patienten mit Malaria-Kachexie den Heilverlauf von Knochenbrüchen zu beobachten. Derselbe war ein sehr verzögerter und stellte sich Callusbildung erst spät und stets nur ungenügend ein. Erst ein Klimawechsel war im Stande, die definitive Consolidation der Fractur mit Gebrauchsfähigkeit der Extremität herbeizuführen.

In Bezug auf die Darm-Complicationen, welche zwar der Malaria-Infection im Allgemeinen zugehören, meist aber erst im Verlaufe der Kachexie auftreten, bemerke ich hier nun Folgendes. Bisher wurde die Darm-Malaria von den meisten Aerzten, welche in den Tropen thätig gewesen, als „Dysenterie“ angesehen und behandelt, obwohl derselben bei dem Vorhandensein aller übrigen Symptome der Dysenterie doch deren Haupterscheinung, die Contagiosität, völlig abgeht. Erst in neuester Zeit haben sich Stimmen erhoben, welche gegen die so häufige Diagnose „Dysenterie“ sich verwahren und den unzweifelhaften Zusammenhang der fraglichen Darm-Erkrankung mit der Malaria-Infection hervorheben. Ich habe in Deli die als „Dysenterie“ bezeichnete Krankheit niemals ohne vorhergehende Malaria-Infection, in den meisten Fällen sogar nur bei an Malaria-Kachexie leidenden Individuen auftreten gesehen. Wochen und Monate lang haben Gesunde und an dieser „Dysenterie“ Leidende dieselben Räume bewohnt und dieselben Aborte benützt, ohne dass jemals eine Ansteckung zu Stande gekommen wäre. Diese Krankheit wird stets durch eine mehr oder minder heftige Diarrhöe eingeleitet, welche von den Patienten zumeist auf Verkältung, oder ein Uebermass von Flüssigkeitsaufnahme, oder auf schlechte Beschaffenheit des Wassers geschoben wird. Nach kurzem Bestehen der anfänglich reichlichen Entleerungen wird deren Eintreten stetig häufiger und mischen sich ihnen unter starkem Tenesmus Blut und Schleim bei, bis schliesslich nur mehr Letztere, 20—60 Mal im Tage, entleert werden. Im Verlaufe des ganzen Kolon treten unerträgliche, nagende Schmerzen auf, welche spontan nur selten remittiren, am Meisten in der Nabelgegend empfunden werden und vor jeder Entleerung sowie bei Palpation des Unterleibes sich vermehren. Die Kranken sind im Stande, genau den anatomischen Verlauf des Kolon als den Sitz ihrer Schmerzen anzugeben. Dazu gesellt sich die bei Malaria immer bestehende Appetitlosigkeit sowie eine tiefe Depression der Psyche. Die geringen kothigen Beimischungen zu den Blut- und Eitermassen sind anfänglich immer völlig verdaute Ueberreste der aufgenommenen Nahrung. Die Patienten magern entsetzlich schnell ab und bieten sämmtlich den den Darmkrankheiten eigenthümlichen jämmerlichen Gesichts-Ausdruck dar, welchen Werner passend mit Jenem der atrophischen Säuglinge vergleicht. Ihr Leben spielt sich, unter den unsäglichsten Schmerzen vor jeder Entleerung, eigentlich nur zwischen Lager und Nachtstuhl ab, und die Behandlung derselben verlangt dringend eine reichliche Anwendung von Opiaten. — Bei längerem Verlaufe ändert sich dann meist auch die Beschaffenheit der Stühle, welche missfarbig, serös und aashaft-riechend werden, stets aber mit Blut und Schleim vermengt sind. Tritt nicht in Folge von arzneilicher Behandlung oder vorgenommenem Klimawechsel Besserung ein, so ist der tödtliche Ausgang, allerdings nach oft Monate langem Betehen des kaum erträglichen Leidens, unvermeidbar. Bei Kindern, besonders Solchen, welche von Europäern in den Tropen geboren wurden, begegnet man dieser Darmerkrankung sehr häufig, doch zeigt sie sich bei denselben minder bösartig, mehr chronisch und oft recidivirend. Nach jedem Diätfehler, wie auch ganz spontan, kömmt es mehrmals im Jahre unter Tenesmus zu Blut und Schleim führenden Darmentleerungen und kann ich mich nur weniger Kinder von Europäern entsinnen, welche gänzlich von diesem Leiden wären verschont geblieben. Nur Chinin und Arsenik erweisen sich in einiger Beziehung als nützlich, während jede örtliche Behandlung, mit allen nur möglichen Adstringentien und Antisepticis, selbst bei grosser Inanspruchnahme des behandelnden Arztes, meist nur zur nutzlosen Qual der Kranken dient. Einigen Erfolg bieten höchstens und zwar nur im Beginne der Erkrankung, wenn sich in den noch kothigen Stühlen nur Blutstreifen und geringe Schleimflocken sehen lassen, grössere Gaben von Kalomel (0,75 — 1,5), durch welche manches Mal eine Coupirung des Processes erfolgt; in späteren Stadien und falls der allein nur eine dauernde Besserung bringende Klimawechsel nicht sofort ausführbar ist, erprobt sich zuweilen absolute Milchdiät. Eine völlige Ausheilung kommt nur bei raschem Verlassen des Malaria-Gebietes und bei Europäern im Falle der Heimreise nach ihrem Geburtslande zu Stande, während Reisen in die Gebirge der Tropen oder in mehr nördliche, subtropische Gebiete, wie China und Japan, meist nur ungenügende Resultate mit häufigen und schliesslich doch zum Verlassen der Tropen zwingenden Recidiven ergeben.

Werner, der Gelegenheit zu Sectionen hatte, theilt Näheres über den pathologisch-anatomischen Befund bei den an Darm-Malaria Verstorbenen mit. Es handelt sich hiebei neben allgemeiner Blutleere und typischer Milzschwellung um hanfkorn- bis erbsengrosse, 1 Centimeter im Durchmesser erreichende, meist rundliche Substanzverluste im Dickdarme, deren Grund von der getrübten Serosa gebildet wird. Die Farbe der Schleimhaut wechselt von lebhafter heller Injectionsröthe bis zu schmutzig-violetter und Schiefer-Färbung; überall befindet sich dieselbe im Zustande der Schwellung, Auflockerung und Durchfeuchtung besonders hochgradig dort, wo mehrere kleine Geschwüre nebeneinander sitzen; doch erweist sie sich selbst an den Stellen ihrer dunkelsten Schieferfärbung noch ziemlich resistent. Seltener fand sich dieser Befund auch im Ileum. Der Grund der Geschwüre war mit Detritus bedeckt, der sich leicht abspülen liess, während ein exsudativer (diphtherischer) Beleg nie entdeckt wurde. Soweit der Darm ergriffen war, bot er das Bild bunten Wechsels von Geschwüren und entzündeten Stellen; grössere Darmabschnitte nur im Zustande der Entzündung oder Geschwüre nur auf einen gewissen Darmabschnitt beschränkt wurden nicht beobachtet.

Da mir selbst in Folge der religiösen Vorurtheile meiner Patienten Sectionen nicht gestattet waren, führe ich diese Befunde Werner's an, die übrigens die Einzigen waren, welche ich in der reichen Literatur finden konnte. Dieselben scheinen mir auch auf meine in Deli behandelten Fälle völlig zu passen, wie ich denn mehrmals Gelegenheit hatte, mich mit dem Spiegel vom Bestehen solcher Geschwüre in den untersten Theilen des Mastdarmes zu überzeugen; indess fand ich dabei nicht nur rundliche, sondern auch längliche und weiter ausgedehnte geschwürige Substanzverluste in der gelockerten und injicirten Schleimhaut. Für die Häufigkeit dieses Zustandes mag der originelle Umstand sprechen, dass die nach Holland zurückgekehrten Veteranen der Niederländisch-Indischen Armee dort im Munde des niederen Volkes den treffenden Namen „Bloedschyters“ führen.

Ausser durch Malaria sah ich dysenterische Stühle noch in Folge von lange fortgesetztem Opiummissbrauche auftreten, in welchem Falle aber der bestehende Opiumhunger, die nachweisbare Opium-Kachexie sowie die Besserung der Darmerscheinungen bei Darreichung von Opium die Diagnose erleichtern. — Auch in Folge übermässigen Genusses einiger, bei den Eingeborenen sehr beliebter pflanzlicher Gewürze (Peté, die Früchte von zwei Mimosen-Arten, der Parkia speciosa und der Albizzia lucida), welche zur Würzung der Reismahlzeiten dienen, beobachtete ich vorübergehend Tenesmus und dysenterische

Stühle, welche aber nach kurzem Bestehen verschwinden und kaum zu einer Verwechselung mit Malaria-Diarrhöe führen können.

Als höchster Grad der durch die Malaria-Infection möglichen Darmerkrankungen darf hier schliesslich eine Affection nicht übersehen werden, welche man in der Literatur (van der Burg, Mavrogény Pascha) unter der Bezeichnung „Febris intermittens perniciosa cholerica“ oder auch „Febris intermittens perniciosa algida mit Darmerscheinungen“ beschrieben findet und von welcher ich zweckmässiger an dieser Stelle sprechen möchte, da derselben intermittirendes Fieber jedenfalls, oft sogar eine jegliche Temperaturerhöhung gänzlich abgeht. Dieselbe gleicht mit geringen, sogleich zu erwähnenden Unterschieden völlig einem Anfalle von asiatischer Cholera und hätte im Jahre 1887 durch ihr mehrmaliges Auftreten beinahe die Stadt Rom in den Verdacht gebracht, als sei dort die Cholera ausgebrochen. Diese „foudroyante Darm-Malaria“ habe ich nur an Küstenplätzen oder an sonst für besonders gefährlich gehaltenen Oertlichkeiten beobachtet und führt Selbe, mit nur wenigen Ausnahmen, rasch zum Tode. Es treten heftige Durchfälle mit Erbrechen auf, unter welchen die Patienten schnell collabiren. Die Darmentleerungen behalten aber immer, bis zum tödtlichen Ausgange, einen etwas kothigen Geruch und sind sehr häufig leicht blutig gefärbt („selles d'une liquidité seroso-sanguinolente“ Mavrogény Pascha l. c.), wesshalb sie nicht mit Reiswasser-Stühlen zu verwechseln sind. Auch bleibt der Puls bis zum Tode, wenn auch schwach, doch erhalten, was bei der Cholera bekanntlich nicht der Fall ist. Wie bei Letzterer verfällt auch die Stimme, kommt es zu Wadenkrämpfen, lässt sich die Haut in stehenbleibenden Falten aufheben und zeigt sich das Sensorium bis zum Schlusse ungetrübt. Eine Infection der solche Kranke pflegenden Wärter sowie der sie behandelnden Aerzte, wie eine Solche bei der Cholera unbestritten vorkommt, habe ich wenigstens niemals zu sehen Gelegenheit gefunden. Diese Affection befällt sowohl bis dahin an Malaria nicht erkrankte robuste Arbeiter, als auch bereits vorgeschrittene Kachektiker, bei welchen Letzteren die Voraussage absolut tödtlich ist, während im ersteren Falle unter geeigneter Behandlung (Chinin subcutan, Analeptica, Hegar-sche Einläufe von warmer, schwacher Gerbsäurelösung, Alkoholica) vielleicht 25 Procent der Erkrankten gerettet werden.

Während in der Literatur verschiedene Beobachtungen von intermittirender Pleuritis und Pneumonie zu finden sind, konnte ich selbst einen derartigen Fall nicht zu Gesicht bekommen. Wohl aber berichtet Dr. O. Schellong (l. c.) aus Neu-Guinea über fünf zuverlässig beobachtete Fälle, in welchen er Pneumonie im Zusammenhange mit Malaria-Infection constatirt hat. Dagegen war ich im Stande, eine sehr interessante Localisation der Malaria in den Lungen unter dem Bilde einer floriden Phthise in sieben Fällen zu bestätigen, welche sämmtlich hochgradige Kachektiker betrafen. Bis zum Jahre 1886, um welche Zeit ich mir während eines dreimonatlichen Aufenthaltes in Europa die Herstellung von gefärbten Präparaten des Tuberkel-Bacillus zu eigen machte, hielt ich die betreffenden Fälle für wirkliche Phthise und verurtheilte in Folge hievon die unglücklichen Kranken zum Verbleiben in Indien, da ich mir von dem dort herrschenden, gleichmässigen Klima weit mehr für deren Heilung oder doch für einen günstigeren Ablauf ihrer Krankheit versprach. Dennoch endeten sämmtliche Fälle in einem weit kürzeren Zeitraume tödtlich, als die Lungen-Phthise in Europa Solches zu Stande bringt. Höchst erstaunt war ich darüber, dass es mir, als kurz nach meiner Rückkehr nach Deli (Ende 1886) ein neuer solcher Fall zur Behandlung kam, trotz zahlreicher Präparate durchaus nicht möglich wurde, den Tuberkel-Bacillus bei demselben aufzufinden. Dieser negative Befund sowie ein nunmehriges Constatiren verschiedener klinischer Unterschiede zwischen dem vorliegenden Processe und der tuberculösen Lungen-Phthise veranlassten mich nun, den späterhin also Erkrankten einen raschen Klimawechsel d. h. die Heimreise nach Europa anzuempfehlen, und siehe da, meine Patienten genasen dort trotz des rauhen nördlichen Klimas.

Der Verlauf der in Rede stehenden Lungenerkrankung war im Allgemeinen der folgende. Bei intermittirendem oder remittirendem Fieber klagten die Patienten über plötzlich aufgetretene starke Schmerzen in der linken Seite (alle Fälle fingen links an) und quälenden Hustenreiz bei sonst ganz negativem Befunde, etwa eine mehr oder minder grosse Schwellung der Milz ausgenommen. Es wurden desshalb die subjectiven Beschwerden auf die Milzvergrösserung geschoben und eine entsprechende Behandlung dagegen eingeleitet, bis am zweiten oder dritten Tage vermehrter Husten, plötzliche Dyspnöe u. s. w. einen Pleuraerguss anzeigten, unter dessen wechselnder Zu- oder Abnahme sich bei meist hohem remittirenden Fieber erst links und später rechts Höhlenerscheinungen constatiren liessen. Der dabei entleerte Auswurf war klebrig, zähe, dünnschaumig, stets blutig und desshalb rothbraun, niemals aber grün, eiterig und besass in allen Fällen einen ganz eigenthümlichen faden Geruch. Die mikroskopische Untersuchung liess — wie schon erwähnt — niemals Tuberkel-Bacillen, wohl aber zahlreiche elastische Fasern in demselben auffinden. Husten und Nachtschweisse verhielten sich wie bei der tuberculösen Phthise, nur stimmte das Aussehen der Patienten stets mehr mit dem Bilde der Malaria-Kachexie als mit dem der Lungenphthise. Hereditäre Belastung liess sich bei Keinem der Patienten, selbst nicht bei weit zurückreichender Anamnese, ermitteln. Unter Zunahme des zerstörenden Vorganges in den Lungen und quälender Dyspnöe wie Husten, welche Beide nur durch reichliche Morphiumeinspritzungen etwas erträglicher gemacht werden konnten, erfolgte schliesslich der Tod gerade wie bei der Lungentuberculose, nur rascher, meist schon nach drei bis vier Wochen. Die Kranken boten dabei das Bild eines schweren Allgemeinleidens noch auffälliger, als diess Phthisiker thun, deren Hoffnungsseligkeit den Ersteren abging. Die letzten drei Fälle konnte ich glücklicher Weise in dem Stadium, in welchem sich die ersten Symptome von Seite der Lunge einstellten, nach Europa zurücksenden, wo sie sämmtlich zur Heilung gelangten — Einer allerdings erst, nachdem er in Holland von seinem Empyeme auf operativem Wege war befreit worden.

Im Gegensatze zum Vorerwähnten fand ich in Deli viele sowohl hereditär belastete als auch einen deutlichen phthisischen Habitus bereits besitzende Individuen absolut frei von Tuberculose, welche ihnen in Europa wohl kaum erspart geblieben wäre, wie ich denn überhaupt auf Sumatra während der sieben Jahre meiner Anwesenheit dortselbst keinerlei Art von tuberculöser Erkrankung zu sehen bekommen habe.

Hiemit gelange ich nun zu dem viel bestrittenen Antagonismus zwischen Tuberculose und Malaria und muss entsprechend meinen vorstehenden Ausführungen entschieden dafür eintreten, dass in Deli ein scharfer, örtlicher Antagonismus zu Gunsten der Malaria besteht. Dieses auch anderwärts unter den Tropen sowie modificirt auch in den Malaria-Gebieten der gemässigten Zone beobachtete Verhältniss ist nun nicht so aufzufassen, als ob eine bestehende Malaria-Infection Immunität gegen Tuberculose gewähre und umgekehrt, sondern es müssen an gewissen, nicht aber an allen Oertlichkeiten, an welchen Malaria herrscht, sich klimatische Verhältnisse vorfinden, welche entweder der Entwickelung des Tuberkel-Bacillus oder doch wenigstens dessen Einwanderung in den menschlichen Organismus feindlich gegenüberstehen. Ritter[1]), der seine diessbezüglichen, für den Antagonismus sprechenden Beobachtungen in den Hannover'schen Marschen sammelte, erklärte die Thatsache noch vor der Koch'schen Entdeckung durch den erhöhten Wassergehalt der Luft, welcher die Beimischung fremder Bestandtheile zur Luft verhüte, da Selbe durch Wasser-Imbibition und somit in Folge vermehrter Schwere rasch zu Boden sinken würden. Sei der Antagonismus in einem Malaria-Lande nicht zu finden, so lägen besondere Gründe vor, wie er Solche für die Moorgegenden der Herzogthümer Bremen und Verden — in welchen im Gegensatze zu den Marschen die Tuberculose neben

---

[1]) Virchow's Archiv, Bd. 41 S. 239.

der Malaria vorkommt — in den trockenen, sandigen Wegen dortselbst, in den Moorbränden sowie in der Lebensweise der Moorkolonisten findet. Diese Erklärung gewinnt auch jetzt noch, nachdem wir eine bessere Kenntniss von der Tuberculose besitzen, unser ganzes Interesse für die durch so hohen Wassergehalt der Luft sich auszeichnenden tropischen Malaria-Gebiete. Zahlreiche Autoren sprechen für und wider, nachdem zuerst Boudin (Algier) im Jahre 1842 diese Frage aufgeworfen hatte. Van der Burg erklärt, Phthisiker seien in Java nicht eben selten und bekämen dort Malaria-Affectionen so gut wie andere Krankheiten, Werner dagegen findet Tuberculose in den ausgedehnten Malaria-Gebieten Süd-Russlands nur sehr selten. Mavrogény Pascha hat über diese Frage keine eigenen Beobachtungen, sondern bringt kalten Blutes eine fast wörtliche Uebersetzung des betreffenden Abschnittes von Hertz (l. c.) und Toropoff gibt den ächt russischen Rath, bei beginnenden Phthisikern einen gewissen Grad von Malaria-Kachexie zu unterhalten, da sich nach seinen im Kaukasus gewonnenen Erfahrungen in einem von Malaria befallenen Körper die Tuberculose nicht entwickeln könne. Ob es sich bei den auf Java vorgekommenen Phthisikern nicht vielleicht doch um Parallelfälle zu meinen oben beschriebenen gehandelt hat, kann ich nicht entscheiden, wohl aber constatire ich hier nochmals, dass ich bei grosser Praxis während sieben Jahren in Deli auf Sumatra auch nicht einen Fall von tuberculöser Phthisis gesehen habe.

Ueber den Verlauf der Malaria-Erkrankungen liess sich dort bei einer nur wenig stationären Bevölkerung Bestimmtes nicht ermitteln. Europäer entzogen sich in den meisten Fällen durch Verlassen des Landes und Rückkehr in ihre Heimat der tückischen Krankheit. Wo diess nicht oder zu spät geschah, kam es zu häufigen und hartnäckigen Recidiven des Leidens in dieser oder jener Form, wobei secundäre Kachexie und die beschriebenen Darmleiden meistens das tödliche Ende herbeiführten. Chinesen erlagen hiedurch in erschreckend grosser Zahl, während Malaien und ihnen Gleichgestellte trotz ebenfalls häufiger Recidive, die jedoch leichterer Art waren, an Ort und Stelle ihre Gesundheit wieder erlangten, was — wie gesagt — bei Europäern, mit Ausnahme von nur wenigen gut überstandenen Remittensfällen, gar nie und bei Chinesen nur selten der Fall war. Im Allgemeinen verhinderte übrigens der fortwährende Wechsel der Bevölkerung sowie die starke Beeinflussung des Leidens durch Chinin und andere Mittel eine genauere Beobachtung.

Es ist hier am Platzė, nochmals auf die schon von Griesinger betonte Häufigkeit der Recidive aufmerksam zu machen, und schliesse ich mich voll und ganz Werner an, wenn er sagt: „Endlose, hartnäckige Recidive sind die Regel für alle Formen der Malaria". Eine einmalige Malaria-Erkrankung erlaubt jede Recidive jeder Form und kann dabei vor Ablauf einiger von Erkrankungen freier Jahre niemals von definitiver Heilung gesprochen werden. Die an acuten oder überhaupt leichteren Formen erkrankten Europäer fanden vollständige Genesung mit dem ersten Schritte aus dem Lande, während dieselben, ein Mal kachektisch geworden, 1—2 Jahre nöthig hatten, um in ihrer Heimat wieder zu völligem Wohlbefinden zu gelangen. Vielen jedoch bleibt für die Zeit ihres Lebens ein Andenken dieser oder jener Art an ihren Aufenthalt in den Tropen. Ausserdem trüben Alkohol- und Opiummissbrauch in sehr vielen Fällen den Verlauf, der ohne diese beiden so schädlichen Factoren sich vielleicht günstiger gestaltet hätte.

Die Prognose hat sich bei Malaria-Erkrankungen in erster Linie nach Constitution, Alter, Lebensweise und sogar Vermögensverhältnissen des Ergriffenen zu richten und muss bei Europäern auch die Dauer ihres Aufenthaltes unter den Tropen berücksichtigt werden. Bei kräftigen, jungen, eben erst aus Europa angekommenen Individuen war dieselbe, selbst bei schweren Formen, niemals ungünstig, während bei schon aus der Heimat mit einer Diathese dorthin Gekommenen, besonders bei Luetischen und sogenannten „Oudgasten" d. h. Leuten, welche schon lange in Indien sich aufgehalten haben, die Vorhersage mit Ausnahme der leichteren Formen sich stets sehr zweifelhaft, oft sogar traurig gestaltete. Abgesehen von schwersten Fällen bei Oudgasten und Kachektischen war sie bei Europäern in der Regel nicht in Bezug auf das Leben zu stellen, sondern nur in Bezug auf die fernere Möglichkeit, in Indien zu verbleiben. Das Aufgeben einer meist sehr gewinnbringenden Thätigkeit auf unbestimmte Zeit oder selbst für immer, noch vor Erlangung von genügenden Ersparnissen, sowie der Rücktritt in die europäischen Verhältnisse, der mit nur schwer mehr zur Anpassung gelangenden Einschränkungen jeder Art verbunden ist, wird für die Kranken ein schwerer Schritt und die Verantwortlichkeit des einen Solchen empfehlenden Arztes sicher eine grosse. So erklärt es sich denn, dass auch Vermögensverhältnisse die Prognose beeinflussen können, indem Diejenigen, welche bereits einen genügenden Gewinn besitzen, sich wohl leicht zu einem solchen fast stets das Leben rettenden Wechsel entschliessen, während derselbe Unvermögenden oft gar nicht oder nur unter demüthigender Inanspruchnahme fremder Hilfe möglich wird. Letztere versäumen desshalb nicht selten den richtigen Zeitpunkt, bis dann die Prognose auch quoad vitam eine absolut ungünstige geworden ist.

In Bezug auf das Alter ist es besonders das kindliche, welches die Prognose trübt, und beruht die Unmöglichkeit, sich unter den Tropen zu akklimatisiren, für die germanischen Nationen zuerst in der enormen Kindersterblichkeit in Folge von Malaria.[1]) Affectionen derselben jeder Art sind bei Kindern immer eine ernste Sache und zwingen in vielen Fällen europäische Eltern, welche in Indien leben müssen, zur Trennung von ihren Kindern und deren Rücksendung nach Europa. — Bezüglich der Lebensweise macht vor Allem der Alkoholmissbrauch die Prognose erheblich trüber. Eine mir stets sich aufdrängende Beob-

---

[1]) In Algier übersteigt bekanntlich bei Spaniern und Italienern die Zahl der Geburten Jene der Todesfälle, während bei Franzosen und Deutschen mehr Todesfälle als Geburten verzeichnet sind.

achtung ist die, dass durch lange Zeit ein gewisser, nicht zu hoher Grad von Alkoholgenuss eine Art von Immunität gegen Malaria-Erkrankungen verleihe. Die Betreffenden sprechen dann mit Vergnügen und Behagen davon, dass es kein besseres Mittel gäbe, um gesund zu bleiben, als einige Flaschen Bier täglich, einen oder mehrere Bittere vor jeder Mahlzeit und einen starken Grog oder Cognac mit Soda als Schlaftrunk u. s. f. Dabei treiben sie es wirklich mit scheinbarem Erfolge längere Zeit, bis schliesslich eine schwere Erkrankung die allerungünstigste Prognose setzt, nicht bloss bezüglich ihres weiteren dortigen Aufenthaltes sondern auch bezüglich ihres Lebens.

Die intermittirenden, besonders die larvirten Affectionen erlauben stets eine günstige Prognose, ebenso leichte Formen von Remittens. Perniciöse Intermittens, schwere Remittens, besonders Solche mit ikterischem oder haemorrhagischem Charakter dagegen gestatten unter Beachtung obiger Gesichtspunkte meist nur eine traurige Vorhersage, wie Letztere auch bei den durch Malaria verursachten Darmleiden stets eine sehr ernste ist und bei der choleraähnlichen Form derselben mit wenigen Ausnahmen eine tödtliche genannt werden muss.

Die Diagnose kann an einem so intensiven Malaria-Herde keinerlei Schwierigkeiten bieten, nur soll man sich hüten, zuviel Malaria zu diagnosticiren und in Folge hievon zu freigebig mit dem Chinin zu sein. Der Milz-Tumor, wenn auch in vielen Fällen nur sehr mässig und nur um wenige Centimeter die Norm überschreitend, soll das erste Kriterium sein und darf keinesfalls völlig fehlen. Schwere Remittens und Continua könnten an Typhus denken lassen, doch fehlt stets die Roseola, während häufig ein Herpes zu Hilfe kommt. Schwierig gestaltet sich die Differentialdiagnose zwischen foudroyanter Darm-Malaria und Cholera, besonders zu Zeiten, in welchen die in Deli stets heimische Cholera exacerbirt. Ein Irrthum in der Diagnose kann hier dem Patienten leicht fatal werden dadurch, dass man die Verordnung von Chinin unterlässt, und empfiehlt es sich desshalb in zweifelhaften Fällen stets, Chinin subcutan in Anwendung zu bringen. Bei auffälligen, vielleicht den larvirten Fiebern beizurechnenden und bisher nicht beobachteten Affectionen, für welche die Literatur keine Analoga bietet, soll erst nach Anwendung der dem gebotenen Krankheitsbilde entsprechenden Mittel und nach erkannter Erfolglosigkeit derselben zum Chinin gegriffen werden, das dann durch seine Wirkung die Diagnose klären dürfte, falls Malaria die Grundlage des Leidens wäre.

Bei Besprechung der Therapie kommt zuerst die Prophylaxis in Betracht, soweit eine Solche eben durchführbar ist. Gründliche wie andauernde Drainage des Landes und fortgesetzte Cultur der einmal urbar gemachten Landstriche sind in einem tropischen Lande mit so wechselnden Schicksalen natürlich eine ganz vergebliche Forderung. Wo sich erst die Anfänge eines Staatswesens finden, da kann von einer öffentlichen Gesundheitspflege keine Rede sein. Die Regierung sorgt eigentlich nur für möglichst reichliches Eingehen der verschiedenen Steuern und dient ihr ganzes Personal in erster Linie nur dieser Aufgabe, während die Pflanzer wieder nur auf ihren persönlichen, binnen kürzester Zeit zu erzielenden Gewinn bedacht sind und sich dabei von der Devise „Après nous le déluge“ leiten lassen. Ein Landstück, das ihnen schon genügend Gewinn gebracht hat, lassen sie, unbekümmert in welchem Zustande, liegen und jeder Arbeiter, der nicht an der neuen Ernte, sondern auf dem abgebauten Lande mit Reinhaltung der Drainagen oder mit Anpflanzung von der Entwässerung des Terrains dienenden Pflanzen beschäftigt wäre, würde reiner Verlust für sie sein. Somit bleibt die Prophylaxis dem einzelnen Individuum allein überlassen!

Für Europäer ist es rathsam, die Reise nach Indien während der Monate Oktober, November oder Dezember anzutreten, um welche Zeit einerseits in Folge der herrschenden Windrichtung die mindeste Schwächung des Körpers durch die Seekrankheit zu erwarten ist und anderseits, wenigstens in Deli, die Regenzeit mit dem ihr entsprechenden Minimum von Malaria-Erkrankungen auf ihrer Höhe sich befindet. Auf der Reise hüte man sich vor Excessen jeder Art, sei vorsichtig im Genusse wasserreicher Früchte und gewöhne sich daran, niemals in der Zwischenzeit zwischen den einzelnen Mahlzeiten Getränke zu sich zu nehmen, sondern stille den Durst nach jeder Mahlzeit durch eine mässige Menge Rothwein mit Wasser oder durch Rothwein allein. Hat man in der Wahl eines Hauses oder bei dem Baue eines solchen mitzusprechen, so wähle man nach dem bereits in der Einleitung Gesagten ein möglichst hoch über dem Boden Gelegenes und sorge bei eventuellem Bau für einen Platz, der auf mindestens eine Stunde im Umkreise der höchstgelegene der ganzen Gegend ist. Häuser mit Rostbau und Luftdurchzug unter den Wohn- und Schlafräumen sind Solchen mit Erdgeschossen, wenn auch cementirt, vorzuziehen. Um das Haus laufe, entsprechend dem vom Dache abtropfenden Regenwasser, ein 3—4 Fuss tiefer und gut ziehender Graben, für dessen ständiges Reinbleiben Sorge getragen werden muss, so dass nicht auf ein Mal grössere Arbeiten daran nöthig werden. Erdarbeiten theils aus Liebhaberei im eigenen Garten, theils um eingeborenen Arbeitern eine Lection zu geben, vermeide der Europäer sorgfältigst. Gleich nach der Ankunft folge man ferner bezüglich Kleidung und Nahrung den mehr oder minder von den Eingeborenen überkommenen Sitten des Landes. Die beste Kleidung für Europäer in Deli besteht aus nur sechs Stücken und genügt völlig für jedes Wetter wie jede Tageszeit: eine baumwollene, durch 5—6 Knöpfe bis zum Halse geschlossene Jacke, ein eben solches Beinkleid, Beide aus weissem Barchent, dann ein kurzes, gewirktes Unterleibchen aus Baumwolle mit kurzen Aermeln, baumwollene und bei Märschen durch Wasser wollene Socken, weisse Segeltuchschuhe und ein breitrandiger, leichter, aus Pflanzenmark gefertigter sogenannter Sola-Hut. Bei Nacht empfiehlt es sich, namentlich in Fällen in welchen zu Wagen spät Abends aus einer Gesellschaft heimgekehrt wird, eine am Halse schliessende Flanelljacke über die weisse Baumwolljacke anzulegen. Flanell auf der blossen Haut zu tragen ist sehr abzurathen; einmal verwöhnt derselbe zu stark und dann wird er unausbleiblich die

Ursache von Erkrankung der Haut an Lichen tropicus (dem „roode hond“ der Holländer). Es scheint nämlich, dass in dem filzigen Gewebe des Flanells sich die genannte Hautkrankheit veranlassenden Parasiten lange halten und stets von Neuem den Träger befallen. Leute mit Unterkleidern aus Baumwolle sah ich niemals an Lichen tropicus leiden. Bei Solchen, welche Flanellunterjäckchen trugen, war übrigens das Waschen derselben mit Sublimatlösungen ein die definitive Heilung niemals versagendes Mittel. Nachts trage man ein langes, am Halse schliessendes Leinenhemd, eventuell eine flanellene Bauchbinde, und ruhe unter leichter Bedeckung bei Anwesenheit einer dickeren Wolldecke im Bette, welche in den kühlen Morgenstunden zur Benützung kommen kann. — Das genaue Einhalten der unter den Tropen entschieden im erhöhten Maasse nöthigen Schlafzeit ist eine erste Forderung und verbietet von selbst ein zu häufiges Ausgehen am Abende, da ungenügender Schlaf als ein eminent schwächender Factor für den Körper angesehen werden muss. Eine durchwachte Nacht oder nur eine Verkürzung der gewöhnlich für die Ruhe bestimmten Zeit lässt sich nach allgemeiner Erfahrung noch 2—3 Tage nachher fühlen. — Die Nahrung sei einfach, leicht verdaulich und der Sitte des Landes entsprechend. Alle Eingeborenen Ostasiens essen hauptsächlich Reis mit scharfen, meist mit spanischem Pfeffer gewürzten Zuspeisen. Man folge ihnen hierin wenigstens bei einer Mahlzeit des Tages, am Besten der Mittagsmahlzeit, und scheue sich nicht vor mässigem Gebrauche des Pfeffers. Abends speise man nach europäischer Sitte, ziehe aber stets einfache, wenn nur frische Speisen den Delicatessen aus Conserven vor. Stets sorge man für die Anwesenheit von frischen Gemüsen und unschädlichen Früchten auf der Tafel. In Betreff des Trinkwassers und des täglichen Bades habe ich schon oben das Bezügliche mitgetheilt.

Für den Fall, dass der Wohnplatz ungünstig liegt oder die Umstände zu einem Aufenthalte an berüchtigten Küstenplätzen oder einer sonst als gefährlich erkannten Oertlichkeit zwingen, kommt die prophylaktische Wirkung des Chinins und noch besser die des Arseniks in Anwendung. Chinin liess ich mit gutem Erfolge (0,2—0,5 des schwefelsaueren Salzes) einnehmen;[1]) noch besser aber bewährten sich mir Arsenikpillen zu 0,002, von welchen je zwei Morgens und Abends nach der Mahlzeit genommen werden, oder die Solutio arsenicalis Fowleri (mit gleichen Theilen Wassers), von welcher ich täglich nach dem Frühstücke 8 Tropfen nehmen und damit täglich um 2 mehr bis schliesslich zu 20 Tropfen für den Tag steigen liess. Neuankommende chinesische Arbeiter erhielten stets Arsenikpillen und konnte ich mich durch Beobachtung der auf anderen Plantagen ohne Arsenik gebliebenen Leute von der entschieden günstigen Wirkung dieses Mittels überzeugen. Immerhin aber darf eine solche prophylaktische Cur nicht allzulange fortgesetzt werden und genügen im Allgemeinen vier bis sechs Wochen für die Neuangekommenen, während im Besonderen sich nach der Dauer des Aufenthaltes an einer gefährlichen Oertlichkeit zu richten ist.

Bezüglich der eigentlichen Therapie der Malaria-Krankheiten muss eine strenge Scheidung der Fälle vorgenommen werden in Solche, welche an Ort und Stelle durch Arzneimittel geheilt werden können, und in Solche, bei welchen ein Verlassen des Erkrankungsortes nöthig wird. Letztere scheiden sich dann wieder, je nachdem diese nöthige Ortsveränderung in Folge finanzieller oder geschäftlicher Verhältnisse möglich wird oder nicht. Das Verlassen des Infectionsplatzes und wenn

---

[1]) Dr. O. Schellong (l. c.) weiss sehr Günstiges über die prophylaktische Kraft des Chinin zu berichten, nahm es selbst bei jeder neuen Regung von Malaria in der täglichen Menge von 0,5 bis 0,75 durch 3 bis 4 Wochen und glaubt folgende Vortheile davon gehabt zu haben: er erkrankte selbst seltener an Fieber wie Andere, erkrankte nur an den leichteren Formen, schützte sich damit gegen die perniciösen Formen, behielt keinen bleibenden Milz-Tumor, wurde nicht anaemisch und recidivirte auch nach seiner Rückkehr in die Heimat nur in ganz leichten und vorübergehenden Formen.

möglich das Aufsuchen einer malariafreien Oertlichkeit sind ohne Zweifel das souveränste Mittel, welches häufig allein noch im Stande ist, das Leben zu retten. Man zögere desshalb nie zu lange mit dem Vorschlage desselben, namentlich falls seine Durchführung möglich wird. Alle Zustände von Kachexie, die Darm-Malaria, Erkrankungen der Drüsen und Affectionen der Lunge erfordern in erster Linie eine Ortsveränderung. Von derselben stehen verschiedene Grade zur Verfügung: 1. einfacher Wechsel des Platzes im Lande selbst ohne Rücksicht auf die Salubrität des neuen Wohnortes; 2. Aufenthalt an einem hochgelegenen oder als besonders gesund erkannten Platze ebenfalls im Lande selbst; 3. Reise nach und Aufenthalt an einem innerhalb der Tropen gelegenen, aber von Malaria freien Orte und 4. Heimkehr nach dem malariafreien Geburtslande, d. h. nach Europa. Der erste und besser noch der zweite Grad kann in Verbindung mit arzneilicher Behandlung sehr zweckmässig zur Heilung von intermittirenden wie larvirten Fiebern dienen, während der dritte Grad sich für remittirende Fieber und kachektische Zustände leichterer Natur empfiehlt. Es ist oft wunderbar, wie ein nur wenige Kilometer betragender Ortswechsel, selbst oft das bei Gelegenheit der Abreise nöthige Aufsuchen der als so gefährlich bekannten Küstenplätze im Stande ist, eine hartnäckige Intermittens, eine intermittirende Neuralgie oder leichtere Kachexie wie weggeblasen erscheinen zu lassen. Was den vierten Grad betrifft, so bilden die oben angeführten Erkrankungen die Indication für denselben. Eine Ausnahme hievon machen nur jene schweren Remittensfälle in welchen der Kranke entweder nicht leicht wegzubringen ist oder welche häufig einen kritischen Ablauf mit folgender, allerdings schwerer aber doch nicht selten zu völliger Genesung führender Reconvalescenz besitzen. Dem dritten Grade sind die sehr beliebten und oft mit gutem Erfolge ausgeführten Seereisen von kürzerer Dauer gleich zu stellen, welche besonders in den südlichen, inselreichen Meeren ohne starke Bewegung und in Folge hievon auch ohne nennenswerthe Seekrankheit ganz prächtige Ergebnisse liefern. Ein Schiff, wenn es — wie diess bei den unter europäischen Flaggen fahrenden Dampfern der Neuzeit stets zutrifft — reinlich und mit entsprechender Verpflegung versehen ist, kann einem malariafreien Platze gleich erachtet werden. Von selbst versteht sich natürlich, dass in allen solchen Fällen eine bestimmte Behandlung mit Arzneimitteln sich der durch Ortsveränderung anzuschliessen hat. — In jenen Fällen, in welchen aus den oben angegebenen Gründen eine Ortsveränderung unmöglich wird, sowie bei allen leichteren Erkrankungen tritt die arzneiliche Behandlung in den Vordergrund, welche auch bei den meisten nicht vermögenden Eingewanderten aus anderen Gebieten Ostasiens sowie bei den Eingeborenen des Landes in Anwendung kommt.

Es liegt mir fern, die Legion aller gegen Malaria bereits empfohlenen und in der Literatur angeführten Mittel hier aufzuzählen oder Selbe zu vermehren, vielmehr will ich im Kurzen nur erwähnen, was mir persönlich als zweckdienlich und am Schnellsten zum Ziele führend erschienen ist. Während des Intermittens-Anfalles, der nur bei Europäern und auch bei ihnen nicht immer eine Behandlung erfordert, lasse ich im Froststadium eine Tasse warmen Thee's mit einem Löffel Cognac nehmen und erlaube Bedeckung mit 3—4 wollenen Decken, niemals aber mit schweren Federbettstücken. Während des Hitzestadiums ist kühle Limonade das beste Getränk, dazu kühle Umschläge auf den Kopf oder, wenn erhältlich, die Eisblase. Ist das Schweissstadium zu Ende gekommen, so gestatte ich den Patienten, nach dem Wechseln ihrer Wäsche und einer tüchtigen Abreibung des ganzen Körpers mit trockenen Tüchern, das Bett zu verlassen. Chinin erhalten dieselben 4—5 Stunden vor dem nächsten zu erwartenden Anfalle (in den meisten Fällen ergibt die Anamnese deren bereits Mehrere, in einer einmaligen grossen Gabe [1,5—2,0]) Europäer in stets, mindestens jede Woche frisch herzustellenden Pillen von 0,1, Eingeborene in mit Salzsäure hergestellten Lösungen des schwefelsaueren Salzes. Da die Eingeborenen häufig die Pillen im Munde behalten, ohne sie zu schlucken, um sie später wieder auszuwerfen — aus Misstrauen gegen die Mittel des weissen Arztes, der nicht in jedem einzelnen Falle sich von dem erfolgten Hinabschlucken zu überzeugen vermag, — sind Lösungen die brauchbarste Form für dieselben. Pillen, mit einem Schluck Wassers hinabgespült, lassen am Wenigsten den bitteren Geschmack empfinden und erleichtern die Dosirung. Waren Solche nicht zur Hand und musste desshalb das Chinin in Pulverform gegeben werden, so sah ich meine meisten Patienten an Stelle der unter den Tropen nicht zu conservirenden Oblaten sich mit Erfolg eines Stückchens Cigarettenpapieres zur Einhüllung des Mittels bedienen. — Nach Coupirung des Anfalles wird ohne Rücksicht auf die Zeit seiner Wiederkehr noch während 4—5 Tagen täglich Morgens und Abends 0,5 Chinin eingenommen und an Tagen, an welchen der Anfall zu erwarten gewesen wäre, 4 Stunden vor der angenommenen Zeit 1,0. Nach 4—5 Tagen wird jeden Tag eine Pille (0,1) weniger bis zum Schlusse am 10. Tage mit 0,1 fortgenommen. Bei Kindern richtet sich die Dosirung nach der alten Regel von 0,1 Chininum sulphuricum für jedes Lebensjahr mehr. Kinder unter einem Jahre erhielten die Maximaldosis 0,1 in einem Caffeelöffel voll Sherry mit Hilfe eines Tropfens Salzsäure aufgelöst. Mit deutlichem Erfolge sah ich bei kleinen Kindern auch Einreibungen mit alkoholischen Lösungen von Chinin, am Besten an der Innenfläche der Schenkel oder unter der Achsel, behufs Verstärkung der Wirkung des innerlich gereichten Mittels vornehmen. Bei hartnäckigem Erbrechen und bei Perniciosa sowie bei foudroyanter Darm-Malaria, in welchen Fällen Gefahr auf Verzug besteht, muss das Chinin subcutan angewendet werden, wozu mir eine Lösung von 1,0 in 10,0 destillirten Wassers unter Zusatz einer möglichst geringen Menge von Salzsäure diente.

Bei den leichteren Formen von Remittens ist das Chinin wohl ab und zu ein Mal wirksam, niemals aber so deutlich wie bei der Intermittens, und muss man hier bei ausbleibender Wirkung auf grosse Gaben von Natrum salicylicum (3,0—4,0—5,0) übergehen, welche, in Lösung auf ein Mal genommen, stets die

Temperatur zur Norm zurückkehren machen, ohne dass ich jemals collapsartige Erscheinungen dabei beobachtet hätte. In den leichteren Fällen bleibt die Temperatur dann auch normal und leitet die Reconvalescenz sich ein, während in schwereren Fällen hiezu noch eine zweite Gabe, combinirt mit Chinin, nöthig wird. — In schwersten Fällen erzielt die Verordnung von Natrum salicylicum in dieser Menge ebenfalls, wenigstens für kurze Zeit, die Rückkehr der Temperatur zur Norm und damit eine grosse subjective Euphorie, nicht selten unter Nachlass der Gehirnerscheinungen und Befreiung des Sensoriums, welcher Umstand von den Patienten auf Anrathen des Arztes zur Angabe ihrer letzten Bestimmungen benützt werden kann, denn schon nach wenigen Stunden erreicht die Temperatur ihre frühere Höhe wieder, welche nunmehr rasch zum Tode führt. — In Fällen mit ausgesprochenem typhoiden Charakter (Continua) haben mir mehrmals prolongirte kalte Bäder erhebliche Dienste geleistet, wobei übrigens bemerkt werden muss, dass ein Wasser kälter als 19—20° R. hier nicht zu beschaffen ist.

Die Kachexie wird mit Arsenik stets besser bekämpft als mit Chinin, am Besten wohl aber durch die Combination beider Mittel. Die Solutio arsenicalis Fowleri, zu gleichen Theilen mit destillirtem Wasser und in einem Tropfenzähler gereicht, erwies sich mir hier als das beste Präparat. Ich liess mit 8 Tropfen Morgens nach dem Frühstücke im letzten Schlucke Wasser oder Thee beginnen und bis zu 20—24 Tropfen steigen, dazu Mittags vor dem Essen in einem Glase Sherry einen Caffeelöffel voll Tinctura Chinae composita mit 20 zugezählten Tropfen von Tinctura ferri pomata und Abends bei dem Aufsuchen des Bettes 3—4—5 Chininpillen von 0,1 nehmen. Tinctura Chinae composita war meist im Stande, den so sehr darniederliegenden Appetit zu beleben, und übte auch in mehreren täglichen Gaben zu einem Caffeelöffel einen günstigen Einfluss auf bestehende leichte Kachexie aus. Bei Kindern bewähren sich sehr Pulver von Chininum sulphuricum mit Ferrum lacticum aa 0,1, Morgens und Abends je die Hälfte, welchen Pulvern bei dem Bestehen von Diarrhöen mit Erfolg noch etwas Tannin oder Bismuth beigesetzt werden kann.

Bei Milztumoren von grösserer Ausdehnung sollen beim Baden, welches nur in kalten Uebergiessungen besteht, stets die ersten 2—3 Eimer Wassers auf die Milzgegend applicirt werden, ohne dass vorher schon eine Abkühlung der Körperhaut an irgend einer Stelle stattgefunden hat; während der Nacht ist ein Priessnitz'scher Umschlag zu tragen und innerlich der Syrupus Ferri jodati, 3 Mal täglich zu einem Caffeelöffel voll, zu nehmen. Bei gleichzeitiger Vergrösserung der Leber verordnete ich ausserdem und zwar stets ohne Rücksicht auf eine allenfalls bestehende Darmaffection eine energische Cur mit künstlichem Karlsbader Wasser und hatte oft die Befriedigung, ausser einem bedeutenden Rückgange der Kachexie auch Heilung des Darmleidens constatiren zu können. — Anlangend die dysenterische Darmaffection muss ich hier ausser der bereits oben angegebenen Behandlung noch des Bismuthum subnitricum und des Naphthalin gedenken, welche mir Beide in gewissen Fällen bedeutende Hilfe leisteten. — Bezüglich der von den einzelnen Localisationen der Malaria geforderten Therapie ist bereits oben ausführlich gesprochen worden.

Von den neuen Antipyreticis erprobte sich mir hauptsächlich das Antifebrin als Specificum bei den Malaria-Neuralgieen; auch fand es eine nicht zu unterschätzende Anwendung in solchen Fällen, in welchen das lange Bestehen einer hohen Temperatur bedrohlich wurde. Bei typhoider Remittens jeden Tag gleichzeitig mit der an und für sich eintretenden tiefsten Remission gereicht war es im Stande, aus dieser Remission eine kleine Intermission zu machen oder Selbe doch erheblich zu verlängern, so dass ich in solchen Fällen vom Chinin, welches den Krankheitsverlauf kaum beeinflusst, ganz absehen und nur Antifebrin und Bäder anrathen möchte. Nur ein Nachtheil haftet dem Antifebrin an, dass es nämlich in der Wiederholung bei der 3. oder 4. Gabe eine entschieden schwächere Wirkung zeigt, welche sogar in schweren Fällen mit der 5. oder 6. Gabe ganz ausbleibt. — Das Antipyrin, das in der für Malaria-Affectionen nöthigen Dosirung stets Erbrechen nach sich zog, habe ich mehrmals wie Natrum salicylicum zur Coupirung von leichter Remittens mit Erfolg gebraucht (in 3 Stunden 2 + 1 + 2 gr). In seiner Wirkung gegen Neuralgieen blieb es weit hinter dem Antifebrin zurück. Von solchen Neuralgieen, welche nach Anwendung aller möglichen Mittel (Antifebrin bewirkte nur einen zeitweiligen Nachlass der Beschwerden) nur durch Arsenik zu beseitigen waren, habe ich ebenfalls Einige beobachtet.

Zum Schlusse möchte ich noch ein Mal betonen, wie schwach der Hydra der Malaria-Infection Arzneimittel gegenüberstehen im Vergleiche zu dem nie versagenden Mittel der Ortsveränderung, und an diese Erfahrung gerne die Warnung knüpfen, niemals den richtigen Termin zum Verlassen einer Malaria-Gegend verstreichen zu lassen, wenn man sich berechtigte Vorwürfe Fremder sowie des eigenen Gewissens ersparen will.

Deli hat das Glück, in seiner nächsten Nähe einen vor Malaria geschützten Platz zu besitzen, und brachte der Aufenthalt an demselben in allen nicht zu weit vorgeschrittenen Fällen Genesung oder doch Besserung. Es ist dieses „Singapore“, die Hauptstadt der englischen Kolonie „Straits Settlements“, das schönste Emporium Ostasiens, an landschaftlicher Schönheit ein zweites Neapel, an Grösse und Verkehr einer europäischen Grosshafenstadt völlig gleichstehend. Obwohl fast direct unter dem Aequator gelegen, auf Mangrovesümpfen abgewonnenem Boden erbaut und von Solchen umgeben, sind mir dort bei meinen öfteren und länger andauernden Besuchen doch niemals frische Malaria-Infectionen vorgekommen und hat es sich in den meisten oder fast allen Fällen nur um zugereiste Patienten jeder Form der Malaria gehandelt, von denen die grosse Mehrzahl dort auch Besserung oder Heilung gefunden hat. Ich habe somit Gelegenheit, diese schon früher, wenn irgend der specielle Fall es gestattete, erwähnte und namentlich auch von Mc. Couloch und Mc. Leod constatirte Thatsache auf das Neue zu bestätigen, als ein klassisches Beispiel der interessanten, der Malaria eigenthümlichen Eigenschaft, der Exemption gewisser Localitäten trotz der Anwesenheit aller erforderlichen Bedingungen an denselben.

Nicht selten wird der in Indien praktizirende Arzt von seinen Clienten auch befragt, welchen Platz er ihnen nach ihrer Rückkehr nach Europa zur Herstellung der durch die Malaria geschädigten Gesundheit empfehlen würde. In solchen Fällen überlasse man die Antwort den Collegen in Europa, da allein schon eine vierwöchentliche Seereise meist eine vollständige Veränderung im Zustande der erwähnten Kranken und damit andere Indicationen herstellt. Würde indess doch auf Ertheilung eines Rathes gedrungen, so wären solchen Patienten in erster Reihe Oertlichkeiten mit kräftiger Wald- und Bergluft bei möglichster Ruhe zu empfehlen und von dem Gebrauche irgend eines bekannten Curortes völlig abzusehen. Der Schwarzwald, das Salzkammergut, die Ufer des Vierwaldstätter - See's kämen in solchen Fällen in Betracht und würden auch auf ein durch den Aufenthalt in den Tropen geschwächtes Nervensystem sicher heilsam einwirken. Bestimmte Organerkrankungen, wie z. B. solche der Leber und der Milz, könnten jedoch auch einen längeren Curgebrauch in Karlsbad, Schuls - Tarasp u. s. w. indicirt erscheinen lassen, wobei nur zu bemerken wäre, dass laut einer im laufenden Jahre erfolgten Veröffentlichung eines Karlsbader Badearztes die dortige Cur leicht im Stande sein soll, Recidive von Malaria herbei zu führen. Für Malaria-Kachektiker würde sich vielleicht der Gebrauch der natürlichen arsen- und eisenhaltigen Mineralwässer zu Levico oder Roncegno in Südtyrol, möglicher Weise auch des Bades Cudowa in Schlesien eignen.